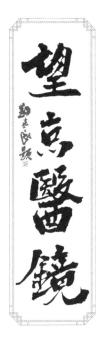

望京醫鏡

夏玉清

电热针肿瘤治验传承精萃

玉清 张 平 / 主编

北京科学技术出版社

图书在版编目（CIP）数据

电热针肿瘤治验传承精萃 / 夏玉清，张平主编.

北京：北京科学技术出版社，2025. -- ISBN 978-7

-5714-4284-2

Ⅰ. R273；R245. 3

中国国家版本馆 CIP 数据核字第 2024D18G86 号

策划编辑：张露遥
责任编辑：安致君
责任印制：李 茗
封面设计：米 乐
版式设计：美宸佳印
出 版 人：曾庆宇
出版发行：北京科学技术出版社
社　　址：北京西直门南大街 16 号
邮政编码：100035
电　　话：0086 - 10 - 66135495（总编室）　0086 - 10 - 66113227（发行部）
网　　址：www. bkydw. cn
印　　刷：北京盛通印刷股份有限公司
开　　本：850 mm × 1168 mm　1/32
字　　数：124 千字
印　　张：6. 5
版　　次：2025 年 1 月第 1 版
印　　次：2025 年 1 月第 1 次印刷
ISBN 978-7-5714-4284-2

定　　价：69. 00 元

望京醫鏡

编写委员会

顾 问

黄璐琦　朱立国　孙树椿

主 任

李　浩　高景华

副主任（按姓氏笔画排序）

全洪松　杨克新　张　清　赵　勇　俞东青　曹　炜

谢　琪　薛侗枚

指导委员会 （按姓氏笔画排序）

朱云龙　刘祖发　安阿玥　杨国华　肖和印　吴林生
邱模炎　张　宁　张世民　张兴平　陈　枫　周　卫
胡荫奇　夏玉清　徐凌云　高　峰　程　玲　温建民
魏　玮

组织委员会 （按姓氏笔画排序）

丁品胜　于　杰　于忱忱　王　敏　王朝鲁　叶琰龙
朱雨萌　朱钟锐　刘光宇　刘劲松　刘桐辉　孙　婧
张　茗　张兆杰　金秀均　郎森艳　徐一鸣　焦　强
魏　戌

工作委员会 （按姓氏笔画排序）

王　浩　王宏莉　王尚全　王春晖　王德龙　冯敏山
朱光宇　刘　涛　刘世巍　刘惠梅　刘燊仡　张　平
张　然　张　磊　范　肃　秦伟凯　栾　洁　高　坤
郭　凯　梁春玲　蒋科卫　谭展飞　潘珺俊

《电热针肿瘤治验传承精萃》
编 者 名 单

主 编

夏玉清　张　平

副主编

郝　璐　范淑敏

编 者（按姓氏笔画排序）

王　念　王　玲　王　钰　王　源　白建琦

黄 序

　　中医药学包含着中华民族几千年的健康养生理念及其实践经验，是中华文明的瑰宝，凝聚着中国人民和中华民族的博大智慧，是中华民族的伟大创造。作为世界传统医药的杰出代表和重要组成部分，自古以来，中医药以其在疾病预防、治疗、康复等方面的独特优势，始终向世界传递着中华民族的生命智慧和哲学思想，为推动人类医药卫生文明作出了巨大贡献。党中央、国务院历来高度重视中医药工作，党的十八大以来，中医药传承发展进入新时代，中医药高质量发展跑出"加速度"。每一个中医药发展的高峰，都是各时期中医药人才在传承创新中铸就的，历代名医大家的学术经验是中医药学留给我们的宝贵财富，应当"继承好、发展好、利用好"。

　　中国中医科学院望京医院（简称"望京医院"）历经四十余年的传承发展和文化积淀，学术繁荣、名医荟萃，尤其是以尚天裕、孟和为代表的中医骨伤名家曾汇聚于此，留下了许多宝贵的临证经验、学术思想、特色疗法。为贯彻落实党中央、国务院有关中医药传承创新发展的战略部署，望京医院以"高水平中医医院建设项目"为契机，设立"名老医药专家学术经验传承"专项，成立丛书编写委员会，编撰"望京医镜"系列丛书。本套丛书旨在追本溯源、立根铸魂，挖掘整理名医名家经验，探寻中医名家传承谱系及其学术发展脉络，促进传承经验的多途径转化。丛书记录了诸多鲜活的医论、医案、医方，是望京医院中医名家毕生心血经验之凝结，且对中医药在现代医学体系中的价值进行了深入探讨和崭新诠释，推动了中医理论发展，是兼具传承性、创新性、实用性和系统性的守正创新之作，可以惠及后辈、启迪后学。

医镜者，"晓然于辨证用药，真昭彻如镜"，希望"望京医镜"丛书能让广大中医药工作者读后有"昭彻如镜"之感。相信本套丛书的出版能使诸多中医名家的经验成果、思想精髓释放出穿透岁月、历久弥新的光彩，为促进中医药学术思想和临床经验的传承，加快推动中医药事业传承创新发展、共筑健康中国贡献智慧和力量。

中国工程院院士

中国中医科学院院长

2024 年 10 月

中医药学是中华文化智慧的结晶，在几千年与疾病的斗争中不断发展壮大，成为维护人类健康的重要力量。中医药的整体观念与辨证施治的思维模式具有丰厚的中国文化底蕴，体现了自然科学与社会科学、人文科学的高度融合和统一，这正是中医药顽强生命力之所在，也是中医药发挥神奇功效的关键。其实践历经数千年而不衰，并能世代传承不断发展，与经得起检验的良好临床疗效密不可分。

《"健康中国2030"规划纲要》明确提出要"充分发挥中医药独特优势"，弘扬当代名老中医药专家的学术思想和临床诊疗经验，推进中医药文化传承与发展。"望京医镜"系列丛书的编写正是我院推进中医药传承与创新的一项重要举措。

本套丛书的编写得到了中国中医科学院及望京医院各级领导的大力支持，涵盖骨与关节退行性疾病、风湿病、老年病、心血管病、肾病等专科专病，将我院全国名老中医、首都名中医等专家的临证经验、学术思想、用药经验、特色疗法等进行了挖掘与整理，旨在"守正创新、传承精华"，拓展中高级中医药专业技术人员的专业知识和技能，提升专业水平能力，更好地满足中医药事业传承发展需求和人民健康需要。

本套丛书不仅是对临床经验的系统梳理与总结，更是对中医药在现代医学体系中的价值进行的深入诠释与再认识。这些积累与研究，旨在推动中医药在专科专病方面取得更大的进展，并为现代医学提供更加广泛和深刻的补充与支持。

希望本套丛书能为中医药学术界提供启发，成为从事科学研究和临床工作的中医专业人员的有益参考，同时为患者带来更加有效的治疗方案，贡献中医药的智慧与力量。

中国工程院院士 朱兆云

2024 年 9 月

孙 序

中医药学是中国古代科学的瑰宝，也是打开中华文明宝库的钥匙。习近平总书记号召我们中医药工作者要"把中医药这一祖先留给我们的宝贵财富继承好、发展好、利用好，在建设健康中国、实现中国梦的伟大征程中谱写新的篇章"。

中国中医科学院望京医院成立于1997年，秉承"博爱、敬业、继承、创新"的院训精神，不断发展，目前已经成为一所以中医骨伤科为重点，中医药特色与优势显著，传统与现代诊疗技术相结合的三级甲等中医医院。历任领导非常重视对名医学术思想的挖掘与传承工作。本次由望京医院组织编写的"望京医镜"系列丛书，就是对建院以来诸多名医名师临证经验和典型医案的全面总结。

本套丛书覆盖了中医临床多个学科，从临床案例到理论创新，都作了较为详尽的论述，图文并茂，内容丰富，在注重理论阐述的同时，也强调了临床实践的重要性；同时深入剖析了名医们的医术精髓，揭示其背后的科学原理与人文关怀。本套丛书汇聚了众多中医领域的权威专家学者参与编写，他们不仅学术造诣深厚，更在临床实践中积累了丰富的经验。正是由于这些专家的鼎力支持，本套丛书才既具有学术权威性，又贴近临床实际，具有很高的实用价值。

相信本套丛书的出版与发行必将对中医学科的传承发展大有裨益，愿为之序。

全国名中医
中国中医科学院首席研究员

2024 年 10 月

20 世纪 70 年代末，百废待兴、百业待举，为推广中西医结合治疗骨伤科疾病的临床经验，在周恩来总理、李先念副总理等老一辈党和国家领导人的关怀下，成立了中西医结合治疗骨关节损伤学习班，集结了冯天有、尚天裕等一批杰出的医学大家，随后成立了中国中医研究院骨伤科研究所（简称"骨研所"），全国中西医骨伤名家齐聚，开辟了以爱兴院、泽被苍生、薪火相传的新篇章。凡此种种，都发生在北京东直门海运仓的一座小楼内；但与这座小楼相距不过十余里的一片村落与田地中，有一所中医院校与一所附属医院也在冒芽待生。

当时，"望京"还是一片村落，并不是远近闻名的"北京发展最快区域""首都第二 CBD"，其中最核心的区域"花家地"还是一片农田，其命名来源是"花椒地"还是"苇家地"都已难以考证；但无论是"花家地"还是"花椒地"，地上种的究竟是不是花椒已不重要，人们对于这片土地的热爱与依赖，成为了这片土地能够留下名字的重要原因。20世纪80年代后期，花家地的"身份"迎来了360度转变，并在20世纪90年代一跃成为当时北京人口最密集、规模最大的居民区，唯一的现代化社区，曾被冠名为"亚洲最大的住宅社区"。其飞速发展和惊人变化，用"日新月异"来形容都略显寡淡。那田地中的院校，也从北京针灸学院更名为了北京针灸骨伤学院，成为了面向国内外培养中医针灸和骨伤科高级人才的基地；那田地中的医院，也建起了宏伟的大楼，满足着望京众多百姓的就医需求。1997年，中国中医研究院骨伤科研究所、北京针灸骨伤学院骨伤系、北京针灸骨伤学院附属医院合并，正式成立中国中医研究院望京医院，后更名为中国中医科学院望京医院。

时至今日，骨研所、骨伤系、附属医院的脉络赓续相传，凝聚成望京医院发展壮大的精神血脉，凝聚在"博爱、敬业、继承、创新"的院训精神中，更希望可以凝聚在一套可以流传多年、受益后人的文字之中，所以我们组织全院之力编纂了这套丛书，希望可以凝练出众多前辈的学术思想、医德仁术，为后生所用、造福患者。这套丛书汇集了尚天裕、孟和、蒋位庄、朱云龙、孙树椿等老一辈名医的经验，收录了朱立国、刘祖发、安阿玥、李浩、杨国华、肖和印、吴林生、邱模炎、张宁、陈枫、周卫、赵勇、胡荫奇、夏玉清、徐凌云、高峰、曹炜、程玲、温建民、魏玮等中生代名医的经验。丛书名为

"望京医镜"，医镜者，医者之镜也。我们希望通过著书立说，立旗设镜，映照出名老医药专家的专长疗法、学术思想、人生体悟，启示后人，留下时代画卷中望京医院传承脉络浓墨重彩的一笔，成为医学新生代可学可照之明镜，将"继承好、发展好、利用好"中医药传承创新落到实处。

丛书编写委员会

2024 年 10 月

夏玉清教授，生于 1932 年，是我国著名的针灸学家和电热针治疗领域的奠基人之一。夏玉清教授以其超群的医学智慧和丰富的临床经验，广受中医界的尊敬和钦佩。尤其是在肿瘤治疗领域，她的电热针疗法成就令人瞩目，为患者带来了更多的希望。

夏玉清教授的医学之路始于 1949 年，当时她年仅 17 岁，考入了东北军事政治大学。早年的学习环境艰苦，但她展现出了强烈的求知欲望和不屈不挠的毅力。为了更好地理解人体解剖学，她与同学们一起到郊外寻找骨骼标本，甚至亲手组装了完整的人体骨骼模型，为同学们的学习提供了宝贵的资源。1955 年，她首次接触针灸，参加了卫生部主办的第一期针灸师资培训班。在这个过程中，她得到了著名针灸学家朱琏的亲自教授和指导，掌握了针灸的基本技能。这一经历激发了她对针灸的兴趣，并开启了她在中医领域的职业生涯。

夏玉清教授最为人称道的贡献之一是她在电热针治疗领域的开创性工作。在20世纪70年代，她领导的科研团队研制出了DRZ-1型电热针治疗仪和专用电热针针具，开创了电热针疗法的先河。这一疗法的优势在于发热持久、温度可控，相较于传统的火针治疗，操作更为简便，降低了对施术者操作技巧的要求。电热针的问世标志着针具的改革，为针灸手法的标准化、量化和规范化提供了崭新的途径，为患者带来了更多的希望。

在临床实践中，夏玉清教授凭借着电热针疗法，不仅成功治疗了各类内科杂病、疼痛性疾病，还在肿瘤领域取得了卓越的成就。这些卓越成就并不仅仅在于其显著的疗效，还在于她对电热针疗法的标准化和优化。在电热针治疗领域，她的贡献是不可估量的。

1. 电热针疗法的标准化操作

相较于传统的针灸方法，电热针操作更为简便且易于标准化。夏玉清教授在电热针疗法的研究中，不仅提出了明确的治疗方案，还详细规范了针刺的操作流程。这种标准化的操作确保了治疗的准确性和可重复性，降低了对施术者的技术要求，使更多的医生能够学习和应用电热针疗法。

2. 电热针疗法的量化治疗

电热针治疗中，温度的精确控制是取得疗效的关键之一。夏玉清教授研发的电热针治疗仪具有温度可控、时间可调的特点，使治疗更加科学化。医生可以根据患者的具体情况，精确调整温度和时间，以达到最佳的治疗效果。

3. 治疗方案的规范化

在电热针治疗肿瘤方面，夏玉清教授提出了一系列标准化的治疗方案。这些方案根据不同类型的肿瘤、肿瘤的位置和患者的个体特点进行了详细的分类和规范。这种规范化的治疗方案使医生能够更好地选择适当的治疗方案，提高了治疗的精准度。

4. 电热针疗法的治疗优势

电热针治疗肿瘤相较于传统治疗方法具有显著的优势。首先，电热针的热度持久且可控，能够更好地散寒除湿，活络止痛，温经通脉，温补扶正。与传统针灸相比，电热针的优势在于温度精确、施针深度准确、可重复性强。此外，电热针的治疗也显著降低了传统的"烧山火"针刺对施术者的操作手法要求，标准化和规范化的操作方式，使更多医生能够轻松掌握这一疗法。

《电热针肿瘤治验传承精萃》记录了夏玉清教授多年来在电热针领域的探索和实践。通过本书，读者将能够深入了解电热针疗法的标准化和规范化操作，以及在肿瘤治疗中的独特优势。

我们将详细探讨夏玉清教授在电热针治疗肿瘤方面的实际经验，以及患者的疗效见证和医生的经验分享。这些案例将为读者提供更多关于电热针治疗肿瘤的实际应用和效果的见解。我们期待通过本书的传播，能够进一步推动电热针疗法在医学界的发展和应用，造福更多的患者。

郝 璐

2024 年 5 月

目　录

上篇　电热针肿瘤治验

第一章　电热针治疗肿瘤的基本原理／2

第一节　电热针的起源和发展／2

第二节　电热针治疗肿瘤的理论依据／6

第三节　电热针在临床上的应用与操作要求／12

第二章　电热针治疗肿瘤的临床应用／17

第一节　肿瘤治疗中的电热针应用概述／17

第二节　电热针治疗各类肿瘤的典型案例／25

第三节　电热针在肿瘤手术前后的应用／43

第四节　电热针基础处方／46

下篇　电热针肿瘤临证验案

第三章　电热针治疗消化系统肿瘤／60

第一节　胃癌的电热针治疗／60

第二节　肝癌的电热针治疗 / 69

第三节　大肠癌的电热针治疗 / 79

第四节　胃癌前病变的电热针治疗 / 85

第五节　胆囊癌的电热针治疗 / 90

第四章　电热针治疗呼吸系统肿瘤 / 95

第一节　肺癌的电热针治疗 / 95

第二节　胸膜间皮瘤的电热针治疗 / 112

第五章　电热针治疗生殖系统肿瘤 / 117

第一节　卵巢癌的电热针治疗 / 117

第二节　子宫内膜癌的电热针治疗 / 122

第三节　前列腺癌的电热针治疗 / 126

第四节　外阴白色病变的电热针治疗 / 135

第六章　电热针治疗其他肿瘤 / 148

第一节　心脏肿瘤的电热针治疗 / 148

第二节　基底细胞癌的电热针治疗 / 151

第三节　胸腺癌的电热针治疗 / 157

第四节　乳腺癌的电热针治疗 / 161

附录　常用抗肿瘤的中药 / 169

电热针肿瘤治验

上 篇

第一章　电热针治疗肿瘤的基本原理

第一节　电热针的起源和发展

一、电热针概述

电热针是一种具有创新性的医疗技术，源于中国当代医学名家夏玉清教授的科研成果。其研究始于 20 世纪 70 年代，并于 20 世纪 80—90 年代逐步完善。这一技术的完备理法和方穴系统则在 21 世纪初得以确立。2009 年，夏玉清教授编著的《电热针临床应用指南》出版，这是电热针在临床治疗中不断演进和完善的重要标志。

二、电热针的起源

在 20 世纪 50—60 年代，国内存在大量淋巴结结核患者，临床治疗通常采用火针疗法。这一疗法须将针头加热至红热状态，然后迅速刺入肿大的淋巴结，需要反复施行，操作烦琐。夏玉清教授及其团队认为这种治疗方法存在许多不足之处，如火针温度无法精确控制且降温速度较快，治疗需反复操作；普通针刺采用的"烧山火"手法难度较大,对人体组织和皮肤造成的损伤较大等。

因此,夏玉清教授与金属材料专业的高级工程师开展了充分的技术交流,他们设想通过电热材料的特殊结构设计,制造一种独特的针具,并通过治疗仪器对输入电流的强度进行精确控制,使该针具在肿大的淋巴结内能够保持稳定的热度,从而进行持续和可控的治疗。他们相信这种电热针的疗效一定会比传统的火针更佳,操作更简便,治疗效率更高。这也形成了电热针最早的雏形。

20 世纪 70 年代起,夏玉清教授担任中国中医研究院(现为中国中医科学院)针灸研究所消化研究室主任,与内蒙古中蒙医研究所的唐学正教授开始合作研发电热针。通过反复试验和探索,他们成功地研制出了温度可控、时间可调、操作简便的 DRZ–1 型电热针治疗仪和专用电热针针具。初期,他们制作了 8 台样机,并提交了省部级科研课题和中国中医研究院的院级科研课题。通过大量的动物实验和临床研究,科研团队取得了显著的成果。这些研究成果通过专家鉴定后,该治疗仪于 1980 年正式开始在临床中推广。

三、电热针的发展

进入 20 世纪 80 年代,夏玉清教授带领年轻医师和研究生团队持续进行电热针治疗肿瘤的动物实验和各种肿瘤的临床疗效研究。动物实验结果表明，电热针在抑制三种可移植性癌症方面具有显著效果。使用电热针治疗直径在 0.7～1.1 cm 的肿瘤，能够将肿瘤中心的温度升至 56 ℃，高于周围肿瘤组织的温度（44～47 ℃）。经过 40 分钟的治疗，胃鳞癌模型小鼠的治愈率达 60%，肿瘤完全消退率为 78.0%～83.3%，肿瘤生长抑制率为 84.8%～90.6%。对于乳腺癌模型小鼠而言，治愈率为 50.0%～60.0%，肿瘤完全消退率为 76.0%～83.3%，肿瘤生长抑制率为 84.8%～90.6%。对于肝癌模型小鼠而言，治愈率为 70.0%～80.0%，肿瘤完全消退率为 88.2%～90.0%，肿瘤生长抑制率为 84.2%～94.4%。在肝癌小鼠的重复实验中，治疗组的肿瘤转移率为 0，而对照组的肿瘤转移率为 41.2%（7/17）。这些实验结果为电热针应用于肿瘤的临床治疗提供了科学依据。

在动物实验的基础上，夏玉清教授带领科研团队逐步展开了电热针治疗各种浅表性肿瘤的临床研究。研究结果表明，电热针对浅表性肿瘤的临床完全缓解率约为 56%，有效率约为 92%。该团队同时完成了卫生部及国家中医药管理局的部级课题，如"电热针治疗女阴白色病变的临床疗效及机理研究""电热针治疗皮肤癌的临床疗效及机理研究"，以及中国中医科学院的院级课题共计 20 余项，都取得了令人满意的成果，并通过了科学验证。

随着前期动物实验和临床研究成果的累积，夏玉清教授及其团队持续深入探讨电热针的应用范围。团队对宫颈癌、子宫内膜癌、胃癌、肝癌、结肠癌、直肠癌、膀胱癌、前列腺癌、卵巢癌、肺癌、胰腺癌等恶性肿瘤以及癌性疼痛进行了临床治疗观察，并取得了可喜的成果。在国家级期刊、全国性以及国际针灸学术大会上发表了上百篇有关电热针临床研究成果的论文。

四、电热针的完备与规范

进入 21 世纪，夏玉清教授及其电热针团队通过长期的临床实践积累了丰富的经验，同时在施针和用穴规律的探索方面也取得了显著进展。在这过程中逐渐形成了一套完整而有效的电热针肿瘤治疗临床规范。这一规范根据中医经络学说和《黄帝内经》（以下简称《内经》）"燔针、焠刺"理论，体现了中医治疗原则中的"寒者热之"思想。电热针具有散寒除湿、活络止痛、温经通脉、温补扶正等多重功能。电热针的针具采用特殊的电热合金丝材料制成发热部分，在治疗过程中与带有数字电路芯片的电热针治疗仪相连接，能够实现对人体经络穴位针刺加热疗的双重治疗作用，将中医的针刺和温灸有机结合在一起。

电热针治疗的精准性主要表现在两个方面：首先，数字电路芯片确保了电热针针体的持久、可控发热，温度精确可调，相比传统的火针治疗具有明显优势；其次，针体发热部分的结构特点确保了电热针施针的深度准确、可重复性强，相比传统的针灸治疗也具有明显优势。此外，电热针显著降低了传统针刺手法"烧山火"对施术者的要求，是针灸手法标准化的重要变革，体现了未来针刺技术的标准化、量化和规范化发展趋势。

电热针为中医传统针灸领域带来了一种新型的针具和治疗方式，同时具备针刺和温灸的双重作用，显著提高了传统针灸的临床疗效，为中医治疗心脑血管疾病、萎缩性胃炎、外阴白斑、老年病、脑瘫、更年期综合征、进行性肌营养不良、各类肿瘤及其并发症等多种疾病提供了新的有效方法。

第二节　电热针治疗肿瘤的理论依据

一、电热针治疗肿瘤：科技与传统的完美结合

随着医学界对肿瘤治疗研究的不断深入，电热针疗法作为一种融合传统中医智慧与现代医学技术的方法，逐渐崭露头角。以下对电热针治疗肿瘤的科学原理、技术特点、与其他治疗手段的差异，以及在实际临床实践中的应用价值作简要介绍。

1. 电热针疗法：科学与传统的交融

电热针疗法的魅力在于其巧妙地将电热技术与传统针灸相

结合，通过精确的针刺技术，将温和的热效应导入患者体内，直接作用于肿瘤细胞，从而达到治疗效果。这种方法不仅传承了中医的经络理论，更提升了治疗的精确度。

2. 技术细节：精准化与人性化的结合

电热针疗法要求使用特制的电热针，这种针具有独特的设计和材质，确保热效应能够精准地传导至目标区域。治疗过程中，医生会根据患者的具体情况，选择最佳的穴位进行治疗，确保每一次治疗都能达到最佳效果。

3. 与众不同：电热针与其他治疗手段的比较

电热针疗法与其他热治疗方法相比，具有明显的优势，它的热效应深入而持久，对正常组织的损伤极小，使得治疗过程更为安全、舒适。而与传统的针刺、温灸等方法相比，电热针更能深入组织，从而发挥更大的治疗作用。

4. 临床实践：电热针的实际效果

在众多的临床案例中，电热针疗法已经证明了其在肿瘤治疗领域的巨大潜力。无论是原发性肿瘤还是转移性肿瘤，电热针都能够有效地灭活肿瘤细胞，控制病情，帮助患者恢复健康。

电热针治疗肿瘤，是传统医学与现代科技的完美结合。随着技术的不断进步，我们有理由相信，电热针疗法将为更多肿瘤患者带来新的希望。

二、经络学说与肿瘤治疗

在中医理论中，经络被视为气血流通的通道，是连接内脏与体表的桥梁。肿瘤的形成往往与气血瘀滞、经络阻塞有关。电热针通过对特定穴位的刺激，可以调和气血，通畅经络，从而达到治疗肿瘤的目的。

中医认为，肿瘤的形成与气血瘀滞和经络阻塞有着直接的关系。中医治疗肿瘤的策略主要集中在调和气血和通畅经络，目的是消除瘀滞和解除经络的阻塞。以下是中医经络治疗在肿瘤治疗中的几个核心要点。

（1）经络与肿瘤的关系：经络是气血流通的路径。当这些路径被阻塞时，气血不能顺畅流动，可能导致瘀滞，并进一步形成肿瘤。因此，确保经络通畅是预防和治疗肿瘤的关键。

（2）电热针在肿瘤治疗中的应用：电热针结合了中医经络学说与现代电疗技术，通过对特定穴位的电热刺激，能够调和气血、通畅经络，有助于治疗肿瘤。

（3）经络辨证在肿瘤治疗中的重要性：根据患者的病症和相关的脏腑经络部位，可以选择合适的穴位进行治疗。例如，肺经相关的病症可以选择手太阴肺经上的穴位进行电热针治疗。

（4）奇经八脉与肿瘤治疗：奇经八脉主要与调节体内的气血平衡有关。对于肿瘤患者，可以选择奇经八脉上的特定穴位进行治疗，以调和气血、消除瘀滞。

（5）十五络脉与肿瘤治疗：与十二正经相比，十五络脉更注重调节体表的气血流通。对于肿瘤患者，可以选择十五络脉上的特定穴位进行治疗，以通畅经络、消除瘀滞。

三、热效应与肿瘤细胞

现代医学研究表明，肿瘤细胞对热敏感，当温度达到42 ℃时，肿瘤细胞会受到损伤甚至死亡。电热针通过将热效应带入体内，可以使肿瘤细胞受到持续的热刺激，从而发挥治疗效果。

（1）电热针针体设计的独特性：电热针的构造独特，这使其在人体中展现出与众不同的治疗效果。

（2）热能转换：电热针的工作原理是将电能转化为热能，从而在人体内产生所谓的"针感"。值得注意的是，针体与针柄的连接部位已经过特殊的绝缘处理，可确保在使用过程中不产生电干扰，大大提高了安全性。

（3）与传统方法的对比：相较于传统毫针的"烧山火"手法，电热针不仅操作更为简单，而且疗效更持久，更易于普及和应用。

（4）持续与可控的热效应：与传统火针相比，电热针能够在体内维持更长时间的恒定温度，且温度可调，避免了过热或过冷的风险。

（5）深入的热效应：电热针能够将热效应深入传递到体

内，直至腧穴，而传统的针灸往往只能在皮肤表层产生热效应。

电热针技术结合了传统针灸原理与现代电疗技术。多年的临床实践证明，电热针的疗效远超传统疗法，特别是其能够将热效应深入到腧穴，为中医学开辟了新的治疗途径。

四、正气内存，邪不可干

1. 补虚泻实，标本兼治

《内经》明确提出"正气存内，邪不可干"和"邪之所凑，其气必虚"。许多慢性疾病，如肿瘤，其形成往往与气血虚弱、正气不足有关，导致邪气乘虚而入。大部分临床上的肿瘤患者，尤其是晚期患者，表现出明显的体质虚弱和其他相关症状。对于这类患者，《灵枢·经脉》建议采用"虚则补之"的治疗原则。

夏玉清教授强调，电热针的温补作用在于选择特定的穴位并调节适当的温度，使针刺效应与恒温共同作用于腧穴经络，从而调整相关脏腑功能。此外，电热针还能直接补充气血，帮助恢复正气，从而有效抑制慢性疾病的进展。

2. 平调阴阳，整体论治

《内经》中提到"阴平阳秘，精神乃治"。夏玉清教授认为，人体的健康状态是基于阴阳平衡的。任何导致阴阳失衡的因素，都可能引发各种疾病。因此，治疗的关键在于恢复阴阳的平衡状态。

电热针的疗效之所以显著，正是因为它能够有效地调和阴阳。尤其是对于肿瘤患者，电热针能够调和失衡的阴阳，使其达到新的平衡状态，从而助力机体恢复健康。

3. 温通经络，以通为补

经络学说是中医的核心理论之一。夏玉清教授指出，许多疾病的发生都与经络不通有关。因此，温通经络是治疗的关键。电热针在这方面具有独特的优势，它不仅能够调理气血，还能够通过温热作用助力针刺的效应，从而有效地疏通经络。

中医认为，肿瘤的形成往往与邪气侵入、正气不足有关。电热针治疗可以增强正气，驱除邪气，从而达到治疗肿瘤的目的。

五、电热针与其他热治疗方法的比较

与射频、微波、激光等其他热治疗方法相比，电热针具备显著的优势。其热效应更持久，对正常组织损伤较小，且治疗效果更加稳定。

（1）射频治疗：原理是利用高频电流产生的热效应，使肿瘤细胞蛋白质凝固，从而达到消灭肿瘤的目的。不良反应和并发症包括烧伤、感染、出血、组织坏死等。

（2）微波治疗：原理是利用微波产生的热效应，使肿瘤细胞温度升高，导致细胞死亡。不良反应和并发症包括热伤害、组织水肿、疼痛、出血等。

（3）激光治疗：原理是利用激光的高能量，使肿瘤细胞受到热损伤或光化学效应，从而导致细胞死亡。不良反应和并发症包括烧伤、疼痛、瘢痕形成、感染等。

电热针是基于经络学说和《内经》中的"燔针、焠刺"理论，结合现代科技研发的新型针具。它既继承了传统火针的特点，又进行了创新和改进。与传统火针相比，电热针能够在体内维持恒定的温度，即温度不会随着时间的推移而降低。此外，电热针还可以精确地调整针体温度，从而更加适应患者的体质和病情。

电热针的设计独特，内部结构既复杂又精细。其针体后端和针柄由常规的 Cr – Ni 奥氏体不锈钢制成，而前端的发热区则采用高阻电热金属材料。当电流通过这部分材料时，会产生热效应，而电热针治疗仪可以调节这一效应的强弱。

电热针由针柄和针体两部分组成，总长度约为 40 mm，在临床实践中，根据直径的大小，电热针分为 3 种不同的型号，最常用的是直径 0.4 mm 的电热针。在针刺时，通常将电热针插入穴位的深度为 15～20 mm（0.5～0.7 寸）。

第三节　电热针在临床上的应用与操作要求

电热针作为中医针灸的一种现代化技术，近年来在临床医学中的应用越来越广泛。

一、电热针在临床上的应用

（1）疼痛管理：在疼痛管理领域，尤其是癌痛治疗中，电热针被认为是一种有效的非药物治疗方法。通过温热效应，电热针可以温通经络，疏通气血，从而达到缓解疼痛的效果。与传统的药物治疗相比，电热针具有副作用小、无药物依赖性等优点。

（2）难治性疾病治疗：对于某些难以用传统方法治疗的疾病，电热针可能提供了一种新的治疗途径。

（3）慢性疾病治疗：对于那些由于久病久伤导致的气血虚弱型慢性疾病，如慢性萎缩性胃炎、胃肠息肉、肺结节、甲状腺结节等，电热针的温补作用可以帮助恢复体内的气血平衡，增强机体的正气，从而提高机体的抗病能力。

（4）技术创新与发展：随着现代医学技术的进步，电热针的技术也在不断创新和完善。现代的电热针设备更为精密，可以更准确地控制针体的温度，使治疗效果更为稳定。此外，与其他现代医学技术，如射频、微波、激光等结合后，电热针的治疗范围不断扩大，效果不断提高。

电热针在现代医学中被视为一种有效的补充和替代疗法。尤其是对那些传统医学方法难以治疗或效果不佳的疾病而言，电热针提供了一种新的治疗选择。

总的来说，电热针在现代医学中的应用前景广阔，随着技术的进步和临床研究的深入，它的治疗效果和应用范围都将得到进一步的拓展和完善。

二、操作要求

（1）电热针直径选择：夏玉清教授最常使用的电热针针具规格为0.4 mm×40 mm，针具直径不宜过粗，否则患者难以耐受，影响针感疗效。

（2）针刺手法：夏玉清教授认为经络腧穴位置表浅，强调浅刺轻刺，进针深度0.5~0.7寸，直刺不施补泻手法操作。每次治疗时间为30~40分钟，其中外阴白斑治疗留针时间40分钟，其他疾病治疗留针时间以30分钟为最佳。

（3）治疗时间、疗程、疗效评价：夏玉清教授根据大量临床研究及治疗经验，综合考虑慢性病疗效及远期预后，提出电热针治疗各类慢性病的疗程为90次连续治疗，分为9个治疗周期，每个周期包含10次治疗。整个疗程建议在3~4个月完成，以实现最佳疗效。电热针疗法注重病程可逆，以临床治愈为治疗目标。对于各类疾病的治疗，以超声、影像、病理检查结果作为疗效评估标准。

（4）证型分类及对症治疗：虚证、寒证选用电热针治疗效果较好；实证、热证可选用毫针治疗。慢性疾病，大多本虚标实，治疗当扶正为主，兼以祛邪，以电热针联合毫针以期扶正祛邪，平衡阴阳。过饥、过饱、饮酒者不宜选用电热针或毫针治疗。

（5）治疗关键：治未病、早发现、早治疗。对于许多消化系统疾病、呼吸系统疾病、生殖系统疾病、内分泌疾病、神经系统疾病，尤其是各类癌前病变和各种内脏肿瘤术后防治，电热针疗法均有良好的疗效，患者就诊愈早疗效愈好。相较于传统针灸治疗，电热针治疗见效快。但对于一些病程较长的疾病，只有坚持医患合作，坚持遵医嘱治疗才会收到满意的疗效。治疗期间患者应保持心态平和，遇到病情波动不要忧虑。

（6）治疗期间生活方式调理：食物以清淡、容易消化为宜，忌辛辣、油腻、生冷、粗糙。对潮湿、寒冷的环境，应根据具体情况采取防潮、防寒措施。治疗期间患者要保持心情舒畅，避免不良因素的精神刺激。妇科疾病患者应注意经期卫生和保暖。

（7）重症顽症针对性治疗：对于大部分重症顽症，患者宜遵医嘱配合中药治疗，针药并用，以有效提高疗效及缩短疗程。对于神经系统疾病或进行身体功能恢复的患者，在针灸治疗的同时，要配合肢体及关节的功能训练，可酌情配合按摩治疗，但手法要轻柔，防止不慎跌倒而出现损伤或骨折。对于大部分癌前病变和内脏肿瘤患者，病程愈长则治疗时间亦要相应增加，一般需要遵医嘱治疗3~6个月。依复查结果决定是否继续治疗。在病情好转、症状基本消失后，还要巩固治疗，连续 5 年规律治疗，防止反复。①对于癌前病变和癌症术后进行康复的患者，重在预防复发、转移：90 次为 1 个疗程，治疗结束后连续追访 5 年。②对于癌症术后已出现复发、转移的患者：需要连续治疗半年，根据复查结果，决定是否需要继续治疗，连续 5 年，每年需最少连续治疗半年。③对于癌症晚期不能做手术或术后晚期出现全身转移的患者：需要终身治疗，从而达到带瘤生存的目的。

第二章　电热针治疗肿瘤的临床应用

第一节　肿瘤治疗中的电热针应用概述

电热针治疗疾病以中医基础理论为指导，运用中医诊断学、经络学、腧穴学和刺法灸法学等知识，以及电热针的方法，根据患者具体病情进行辨证施治。电热针临床治疗常用的辨证方法有：八纲辨证、六经辨证、脏腑辨证、卫气营血辨证、三焦辨证、经络辨证等。辨证论治是中医治病的精华。电热针工作者在中医整体观念的指导下，在全面掌握和运用这些基本辨证方法后，将临床所见的不同证候，进行归纳和分析，辨证论治。在电热针临床实践中，他们将多种辨证方法紧密结合，融会贯通，分析病性是属寒还是属热、属虚还是属实、属阴还是属阳，病位在表还是在里、在经还是在络、在脏还是在腑，然后确定治疗大法，按法处方配穴、按方施术。采用补法或泻法或补泻兼施，以通其经络，调其气血，使脏腑、气血、阴阳趋于调和，经络恢复平稳，达到"阴平阳秘，精神乃治"。

一、电热针治疗肿瘤的临床典型腧穴

夏玉清教授在临床使用电热针治疗肿瘤疾病时，根据不同

证型采用不同的腧穴选择和搭配方式。例如采用电热针主穴相近、毫针配穴差异而体现辨证思维；也有不同疾病采用相同的电热针主穴，即异病同治。这也正是电热针配合毫针治疗中脏腑气血阴阳辨证与经络辨证相结合的体现，也是基于肿瘤最主要的病机特点。取穴总体原则是局部和远端相结合、辨病和辨证相结合，结合脏腑辨证相对较多，以辨证施治为基本原则。

1. 主穴

夏玉清教授总结多年电热针治疗肿瘤的临床经验，主穴选择基于结合穴位本身的功效特点和电热针温补温通的特点。常以足三里、三阴交、曲池、中脘、建里、天枢以及背部督脉穴位作为主穴而应用电热针治疗，同时选取配穴并采用毫针治疗。其中，足三里、三阴交和曲池是夏玉清教授在肿瘤疾病中的常用腧穴，为电热针基础穴。

（1）足三里。足三里是足阳明胃经合穴、胃下合穴，可补脏腑之虚损，具有健脾益气、培元扶正、调理气机、平衡阴阳、通经活络的作用。李东垣曰："脾主五脏元气，当从胃合三里穴推而扬之，以伸元气。"针刺足三里既能激发经络之气，又能调动胃腑之气，起到益气养血、增强脏腑功能的作用。研究表明，针刺足三里对于恶性肿瘤患者化疗后白细胞减少症具有较好的功效。肿瘤患者使用抗肿瘤化疗药物后常因胃肠道刺激而出现呕吐反应，针刺足三里可起到健胃、和中、降逆、调理气机的作用，有效减轻患者化疗后的胃肠道反应。

（2）曲池。曲池为手阳明大肠经合穴，是大肠经气最充盛的部位，善宣行气血，治疗脏腑气机失调，补中焦而益上焦，具有调整内脏的功能。针刺曲池穴对机体免疫功能的调节作用已得到广泛证实。现代医学研究表明，针刺曲池穴对小鼠的红细胞免疫黏附功能有增强作用，能够用于治疗某些免疫功能低下的疾病，临床试验及动物实验中观察到曲池能调节胃肠蠕动，促进消化酶的分泌。

（3）三阴交。三阴交为足太阴脾经、足少阴肾经、足厥阴肝经三阴经交会穴，具有健脾和胃、调补肝肾、气血双补之功，通三阴，通调肝、脾、肾三经气血，可用于三脏并病及阴虚诸证。研究表明，针刺足三里、三阴交治疗肿瘤患者化疗后白细胞数目减少效果良好，可以有效地保护骨髓造血功能，升高白细胞和淋巴细胞数目。曲池、足三里、三阴交合用可健运脾胃、调和气血、扶正培元。根据夏玉清教授多年临床和实验研究所得，这三穴配伍能有效提升机体自身免疫功能，对治疗多种癌症以及其他慢性疾病均有卓效。

（4）督脉。督脉为阳脉之海，循行于背，对全身的阳经脉气起着统率和督促的作用。督脉之别络与足太阳膀胱经相连，经气相通，而五脏六腑背俞穴分布于膀胱经。夏玉清教授常以6支电热针在督脉上从大椎至腰阳关均匀排列针刺，可有效调节脏腑功能，激发全身阳气。研究证实，针刺督脉具有疏经活络、调节脏腑气血平衡的功效。针刺督脉经穴可调节全身脏腑功能，疏通阻滞经脉之气血。

（5）中脘。中脘为任脉穴，胃之募穴，六腑之会，足阳明胃经、任脉、手太阳小肠经、手少阳三焦经之会。夏玉清教授认为电热针针刺中脘具有健运脾胃、消化水谷、升清降浊、温通腑气之功效，可调理中焦之气机，能补能通，是肿瘤治疗的主穴。

（6）建里。建里为任脉穴，居脾胃之气生成之处，夏玉清教授认为电热针针刺建里具有健脾和胃、通降腑气之功，常与中脘联用。

（7）天枢。天枢为足阳明胃经腧穴，大肠之募穴，分理水谷之糟粕。夏玉清教授认为电热针针刺天枢具有消导积滞、调益脾气之功效。

2. 配穴

夏玉清教授在临床治疗肿瘤疾病选取电热针主穴的同时，亦常用以下毫针配穴，采用这种选穴方法以达到阴阳相合、上下相配、补通结合的目的，共达平衡气血、调补脏腑之功效。

（1）太溪。太溪是肾经的原穴，原穴反映脏腑元气盛衰，脾的运化须得到肾阳的温煦和肾阴的滋养，故取太溪以滋肾阴、补肾气、壮肾阳。

（2）血海。为脾经所生之血的聚集之处，功在养血活血。

（3）外关。三焦经穴，三焦主持诸气、通调水道，总司全身气机和气化。

（4）合谷、太冲。合谷为手阳明大肠经原穴，太冲为肝经腧穴、原穴，合谷、太冲合用称开四关，开身体气血运转之关，能够调节情志、疏肝解郁。

（5）关元。任脉穴，为培补要穴，可培元固本、补益下焦。主治气虚、下元虚损诸证及下腹部多种病症。

（6）提托。经外奇穴，能升提脱垂，有温补脾肾、升提下陷、理气止痛之功，主要用于气虚下陷之证，夏玉清教授常用此穴治疗下腹部的多种病症，尤其是肠病。

（7）水道。足阳明胃经穴，可祛湿利水、通经活络。此腹部三穴五针［关元、水道（双）、提托（双），又称扶正五穴］合用，温中补虚、益气固摄、化湿祛瘀，常用于下焦病变，包括肠病及泌尿生殖系统疾病。

（8）阴陵泉。为脾经的合穴，具有健脾的功效。有助于通调水道、健脾祛湿。

3. 处方

以乳腺癌术后转移为例，电热针处方如下。

（1）处方一。整体取穴曲池、足三里、三阴交3对组穴，整体取穴即扶正，适用于内脏肿瘤及浅表性肿瘤辅助治疗；局部取穴四方穴（单侧乳腺上下左右共4穴）、中脘、上脘、建里、天枢、关元、水道、提托、阴陵泉、太冲、太溪，局部取穴即祛邪，适用于乳腺和其他内脏肿瘤及浅表性肿瘤的治疗。操作方法：选用0.4 mm×40 mm的毫针，每穴直刺达0.5寸，得气后留针 30 分钟，每天 1 次，90 次为 1 个疗程，观察相关复查结果以评估疗效。

（2）处方二。背部督脉（大椎穴至腰骶部）分取 6 个主穴（如乳腺癌选用大椎、身柱、至阳、命门、腰阳关、长强作为电热针主穴），沿督脉循行方向 15°斜刺；选膀胱经 8 或 9 对背俞穴为配穴，毫针斜向脊柱方向针刺，各刺入 0.7 寸，得气后留针 30 分钟。操作方法：针刺得气后，电热针主穴给予电流 60 mA 左右，其余配穴以毫针刺后留针 30 分钟，每天 1 次，90 次为 1 个疗程。

以上两组处方交替使用。

4. 方义

电热针能延长火针在体内的热效应，增强传统火针散结软坚、解凝化瘀的作用。针灸治癌，是从整体观念出发，运用扶正培土的方法，增强机体的抗病能力，抑制癌瘤的发展。

夏玉清教授认为，肿瘤的形成与气血虚弱、正气不足有关。因此，治疗的关键是补充气血，增强正气。电热针的温补作用，可以调节脏腑功能，恢复气血平衡。特定的穴位如足三里、三阴交等，都有健脾益气、调和气血的作用。通过对这些穴位的针刺，可以有效地提高患者的免疫功能，抑制肿瘤的发展。夏玉清教授强调，治疗肿瘤不仅要针对病灶，还要注重调节整体的身体状态。因此，这套处方不仅注重肿瘤病灶，还注重调节脾、胃、肝、肾等脏腑的功能，从而达到全面治疗的效果。

夏玉清教授认为许多慢性疾病，特别是肿瘤，与正气不足、免疫力低下有关。气虚会导致血瘀、痰凝、湿聚等病理变化，这些病理产物长时间不除，会形成病灶，进一步损伤正气，导致经络阻滞、脏腑受损，甚至威胁生命。

（1）治疗原则：夏玉清教授强调温通、清瘀、开结、排毒的治疗原则。

（2）治疗目的：解决血瘀、痰凝、湿聚、毒蕴等病理改变，调补气血，恢复正气。电热针具有温通、行气、通脉、祛瘀、除湿、涤痰、开结、排毒等作用。

（3）电热针与毫针的结合：夏玉清教授发现，电热针与毫针结合治疗慢性疾病，尤其是中晚期肿瘤，效果比单独使用任何一种针法都要好。患者在接受联合治疗后，症状快速缓解，饮食、睡眠、体力等都有明显改善。

（4）针刺手法：夏玉清教授在临床上根据选用的腧穴，采用直刺、斜刺、横刺等不同的手法。她强调，虽然大多数患者是虚证，需要以补法为主，但由于病证复杂，经常出现虚实夹杂、真虚假实等证型，所以需要充分利用毫针的补泻优势，根据证型进行补泻同施，达到阴阳平衡。

夏玉清教授的这套理论和实践，为中医针灸治疗慢性疾病，特别是肿瘤，提供了新的思路和方法。她强调的是整体调理，既针对病灶，又注重调节身体的整体状态，使患者的正气得到恢复、邪气得到抑制，从而达到治疗的目的。

总之，夏玉清教授的肿瘤疾病基础处方，是结合传统中医理论和现代针灸技术的产物。它旨在调节患者的整体状态，增强正气，抑制邪气，从而达到治疗肿瘤的目的。

二、电热针治疗肿瘤的典型参数和方法

夏玉清教授在应用电热针治疗各类肿瘤疾病近 50 年的大量临床研究中，得出电热针最佳治疗温度参数范围为 37～42 ℃，以 37.8～38.1 ℃ 为宜。采用 ETA-01A 型电热针治疗仪，对应的电流强度范围控制在 50～60 mA，以 50～55 mA 为宜。电热针针具规格为 0.4 mm×40 mm，针具直径不宜过粗，否则患者难以耐受，影响针感疗效。

针刺手法主要包括电热针针刺的深度、角度和精准度。夏玉清教授认为经络腧穴位置表浅，强调浅刺轻刺，进针深度 0.5～0.7 寸，直刺不施补泻手法操作。每次治疗时间 30～40 分钟，其中外阴白斑治疗留针时间 40 分钟，其他类型肿瘤疾病治疗留针时间以 30 分钟为最佳。

夏玉清教授根据大量临床肿瘤治疗研究及治疗经验，综合考虑慢性病疗效及远期预后，提出电热针治疗各类肿瘤疾病以连续治疗 90 次为 1 个疗程。

电热针疗法注重病程可逆，以临床治愈作为治疗目标，超声、影像、病理检查均可作为电热针疗效评估的方法。

第二节　电热针治疗各类肿瘤的典型案例

一、电热针治疗子宫内膜癌术后转移案例

1. 病例　（子宫内膜癌　气虚血瘀证）

患者，女，60 岁。

初诊： 2019 年 11 月 1 日。主诉：无明显诱因出现阴道不规则流血，褐色、量少、血丝状，无明显不适。

现病史：2019 年 7 月 9 日就诊于北京大学第一医院门诊，妇科超声提示：子宫内膜增厚，回声不均，建议住院行宫腔镜检查。遂于 2019 年 7 月 19 日被妇科门诊以"绝经 4 年，阴道流血 2 个月，宫内占位 10 天"收入院。2019 年 7 月 22 日行宫腔镜 + 诊刮术，术中见：子宫前壁及宫底部可见絮状白色团状物，刮出物质糟脆，予送病理。术后病理回报：（宫腔）少许破碎子宫内膜，腺体排列密集，背靠背，部分呈乳头样，间质显著减少，腺上皮细胞中度异型增生，考虑子宫内膜癌。2019 年 8 月 19 日就诊于北京市石景山医院，妇科门诊以"子宫内膜癌"收入院，2019 年 8 月 21 日行腹腔镜辅助下阴式子宫全切术 + 双附件全切术 + 盆腔淋巴结清扫术 + 肠粘连松解术，术后予以抗炎、补液对症治疗。术后病理结果回报：（全切子宫 + 双侧附件）高分化子宫内膜癌；肿瘤细胞浸润肌壁约

0.4 cm（<1/2 肌层）；肿瘤细胞未浸及宫颈；未见确切脉管内癌栓及神经侵犯；双侧输卵管及卵巢未见显著改变；左卵巢表面见一钙化结节；送检淋巴结均未见癌转移。免疫组化结果：HER－2（＋），P53（－），Ki67（＋40%），MLH1（－），PMS2（－），MSH6（－），MSH2（＋），ER（＋），PR（＋），CD34（－），D2－40（－）。免疫表型提示错配修复蛋白（MLH1 及 PMS2）表达缺失，考虑有林奇综合征（Lynch Syndrome）的可能，建议进一步做胚系突变检测。（腹腔冲洗液）膜式制片：偶见可疑癌细胞。根据术后病理结果明确诊断高分化子宫内膜样腺癌 Ia 期。2019 年 9 月 30 日北京市石景山医院门诊术后复查，盆腔增强 MRI 显示子宫内膜样癌术后改变，未见明确复发及转移征象，建议随诊。盆腔少许积液。胸部增强 CT 示：右下肺多发结节，转移瘤可能性大；主动脉壁钙化。2019 年 10 月 23 日中国医学科学院肿瘤医院胸部 CT 示：右肺下叶后基底节段胸膜下结节，直径 1.5 cm，边缘不光整。右肺上叶后段胸膜面及叶间胸膜、横膈胸膜多发结节，大者直径 1.0 cm。右侧胸膜多发结节，倾向为转移瘤。右肺门淋巴结，直径 1.0 cm。影像会诊意见：右肺下叶后基底段结节，直径 1.5 cm，边缘不光整，原发肺癌与转移瘤待鉴别，建议薄层 CT 检查，必要时穿刺活检。右侧胸膜多发结节，倾向为转移瘤。右肺门淋巴结，转移不除外。患者不愿意接受后续放化疗等西医治疗方案，故未做穿刺活检确认病灶性质。2019 年 11

月 1 日为求中医治疗就诊于夏玉清教授门诊。刻下症见：胸部不适，时有咳嗽咳痰，吞咽不利，饮食、睡眠尚可，大便日 1 次。舌淡红，苔白，舌体胖大有齿痕，脉沉细。

2. 辅助检查

2019 年 7 月 9 日，北京大学第一医院妇科彩超示：子宫后位，大小约 56 mm × 34 mm × 33 mm，形态规则，肌壁回声均匀，内膜厚约 6.7 mm，回声不均，未探及明显血流信号；左卵巢大小约 16 mm × 11 mm × 9 mm，右卵巢大小约 19 mm × 11 mm × 9 mm。

2019 年 7 月 31 日，北京大学第一医院诊刮病理：（宫腔）少许破碎子宫内膜，腺体排列密集，背靠背，部分呈乳头样，间质显著减少，腺上皮细胞中度异型增生，考虑子宫内膜癌。

2019 年 8 月 9 日，北京市石景山医院盆腔 MRI 平扫：子宫内膜增厚，请结合临床，建议行 MRI 增强扫描进一步检查；宫颈多发纳氏囊肿。

2019 年 8 月 15 日，北京市石景山医院胸部正位片：双肺未见明显实质性病变。

2019 年 8 月 21 日，北京市石景山医院（腹腔冲洗液）膜式制片：偶见可疑癌细胞。

2019 年 8 月 28 日，北京市石景山医院全子宫 + 双附件全切病理：（全切子宫 + 双侧附件）高分化子宫内膜癌；肿瘤细胞浸润肌壁约 0.4 cm（＜1/2 肌层）；肿瘤细胞未浸及宫颈；

未见确切脉管内癌栓及神经侵犯；双侧输卵管及卵巢未见显著改变；左卵巢表面见一钙化结节；送检淋巴结均未见癌转移（分别为腹主动脉0/4，左髂血管0/4，右髂血管0/4，右闭孔0/3），送检（左闭孔淋巴结）纤维脂肪组织。免疫组化结果：HER－2（＋），P53（－），Ki67（＋40%），MLH1（－），PMS2（－），MSH6（－），MSH2（＋），ER（＋），PR（＋），CD34（－），D2－40（－）。PC（ER克隆号：Kit－0012）（＋），PC（PR克隆号：Kit－0013）（＋）。免疫表型提示错配修复蛋白（MLH1及PMS2）表达缺失，考虑有林奇综合征的可能，建议进一步做胚系突变检测。

2019年9月30日，北京市石景山医院盆腔增强MRI显示子宫内膜样癌术后改变，未见明确复发及转移征象，建议随诊。盆腔少许积液。

2019年10月21日，北京市石景山医院胸部增强CT示：右下肺多发结节，转移瘤可能性大；主动脉壁钙化。

2019年10月23日，中国医学科学院肿瘤医院胸部CT示：右肺下叶后基底节段胸膜下结节，直径1.5 cm，边缘不光整。右肺上叶后段胸膜面及叶间胸膜、横膈胸膜多发结节，大者直径1.0 cm。右侧胸膜多发结节，倾向为转移瘤。右肺门淋巴结，直径1.0 cm。

3. 中西医诊断与诊断依据

中医诊断：癥积。证属气虚血瘀，痰湿内蕴。诊断依据及证候分析：患者为老年女性，疾病呈慢性病程，脏气亏虚，气虚无力运血，瘀血结于胸中故出现胸部不适，脾为后天之本，脾虚水湿失于运化，水湿内停，酿生痰浊，痰浊内蕴，肺失宣肃故出现咳嗽咳痰。临床证候以气虚血瘀、痰湿内蕴为特点，此乃本虚标实之证，因虚得病，因虚致实，相互胶结，日久由脾及肾。故辨证为气虚血瘀，痰湿内蕴。治疗当补益脾肾，化瘀利湿解毒。

西医诊断：子宫内膜原位癌，肺恶性肿瘤，胸膜转移瘤？肺门淋巴结转移？西医诊断依据：根据患者阴道不规则流血症状，宫腔镜诊刮病理提示子宫内膜癌。胸部 CT 提示右肺下叶恶性肿瘤；右侧胸膜多发结节，倾向为转移瘤；右肺门淋巴结，转移不除外。

4. 干预措施

（1）针灸疗法——电热针＋毫针治疗。

主穴：曲池、足三里、三阴交、气海、蠡沟、行间。

配穴：带下多加丰隆、地机，腹痛加天枢。

操作：选定穴位处，常规消毒皮肤，电热针直刺曲池、足三里、三阴交，得气后接通电热针仪，每个穴位分别给予电流 65 mA，针下以患者感温热或胀而不痛为度，留针 30 分钟。毫针直刺气海、蠡沟、行间各 0.5 寸，直刺天枢、丰隆、地机各 0.7 寸，得气后，不施补泻手法，留针 30 分钟。

从 2019 年 11 月 1 日至今，按此处方每周坚持 5 次针灸治疗（节假日除外）。

（2）中药干预。

初诊：2019 年 11 月 1 日。胸部不适，时有咳嗽咳痰，吞咽不利，饮食、睡眠尚可，大便日 1 次。舌淡红，苔白，舌体胖大有齿痕，脉沉细。

中药处方：

党参 20 g	白术 15 g	茯苓 15 g
延胡索 15 g	白芍 15 g	砂仁 10 g
香附 10 g	柴胡 15 g	郁金 10 g
半枝莲 30 g	白花蛇舌草 40 g	蒲公英 20 g
紫花地丁 15 g	莪术 10 g	三棱 10 g
焦三仙（各）15 g	炙甘草 10 g	

14 剂，每日 1 剂，水煎服。

二诊：2019 年 11 月 13 日。患者胸闷症状减轻，时有腹痛，腹胀、易排气，余症状同前。舌质暗红，苔白，脉细。中药同 11 月 1 日方，14 剂，煎服法同前。

三诊：2019 年 11 月 29 日。患者咳嗽咳痰、乏力，余症平稳。苔白，脉沉细。

中药处方：

生地 15 g	山茱萸 15 g	山药 10 g
泽泻 10 g	茯苓 15 g	牡丹皮 10 g
菟丝子 10 g	淫羊藿 10 g	土茯苓 20 g

山慈菇 10 g	半枝莲 30 g	白花蛇舌草 30 g
木香 6 g	酸枣仁 40 g	莪术 10 g
三棱 10 g	法半夏 6 g	桔梗 15 g
浙贝母 15 g	甘草 6 g	

14 剂，每日 1 剂，煎服法同前。2020 年 1 月 20 日中国中医科学院望京医院复查胸部增强 CT 示：右肺多发结节及微小结节影，性质待定，请结合临床并定期复查。所见左侧肾上腺结节样略增粗。

四诊：2020 年 4 月 8 日。偶有胸闷气短，乏力，头昏蒙，无咳嗽咳痰，余症平稳。舌质淡，苔白，脉沉缓。

中药处方：

太子参 20 g	黄芪 20 g	党参 15 g
白术 15 g	茯苓 15 g	延胡索 15 g
砂仁 15 g	半枝莲 30 g	白花蛇舌草 30 g
土茯苓 20 g	栀子 15 g	法半夏 6 g
陈皮 9 g	木香 6 g	焦三仙（各）15 g
山慈菇 20 g	三棱 10 g	莪术 10 g
天麻 15 g		

14 剂，每日 1 剂，煎服法同前。2020 年 5 月北京市石景山医院复查盆腔 MRI 增强扫描：今片与前片（2019 年 9 月 30 日）比较所示："子宫内膜样癌"术后改变，盆腔内未见明确复发及转移征象，建议随诊。原盆腔少许积液，较前基本吸

收、消失。胸部增强 CT 示：今片与前片（2019 年 10 月 21 日）对比，右肺下叶多发结节及斑片影，较前明显减小、消失。左肾小强化减低影，小囊肿可能。肿标 CEA、CA125：未见异常。

5. 疗效转归

患者症状改善明显，病情平稳，守方辨证加减，继续电热针联合毫针外治、汤药内服半年，2021 年 1 月北京市石景山医院复查盆腔 MRI 所示：与原诊（2020 年 5 月 14 日）比较，"子宫内膜样癌"术后改变，盆腔内未见明确复发及转移征象；盆腔可见少许液体信号，较前新出现；双侧腹股沟区条片状长 T2 信号；余所见大致同前。胸部增强 CT 示：今片与前片（2020 年 5 月 18 日）比较，右肺下叶多发结节及斑片影，较前无明显改变；余肺内未见明确异常密度影及异常强化影；余所示大致同前。

患者子宫内膜癌术后出现右肺恶性肿瘤、右侧胸膜多发结节疑似转移瘤、右肺门淋巴结转移可能，患者不愿再次接受有创诊疗，未做肺部占位穿刺活检，在电热针门诊接受针灸治疗并服用汤药近 3 年，未进行西医放化疗及西药干预。2022 年 6 月北京市石景山医院复查盆腔 MRI、胸部 CT 与 2021 年 1 月复查结果大致相仿。与治疗前相比患者右肺门淋巴结可能转移灶消失，右侧胸膜多发结节及右肺下叶结节较前明显减少或消失，影像学未报恶性可能。参照 2021 年版中国抗癌协会妇科肿瘤专业委员会《子宫内膜癌诊断与治疗指南》，患者病情平稳，定期随访即可，每半年复查 1 次，5 年后每年复查 1 次。

6. 临证体会

（1）平调阴阳，整体论治。《素问》有言，"阴平阳秘，精神乃治，阴阳离决，精气乃绝""调气之方，必别阴阳"。在正常情况下，人体脏腑、经络、组织、器官都处于一种阴阳平衡状态。肿瘤的生长与发展就是机体阴阳失衡，正虚邪胜的表现。在临床施治过程中，要辨明阴阳，不偏不倚，即《素问·阴阳应象大论》所言："故善用针者，从阴引阳，从阳引阴。"夏玉清教授在继承和改进传统火针的过程中创造性地发明了"电热针"，并将其应用于临床肿瘤疾病的治疗，积累了丰富的临床经验。电热针输入电流后，能准确控制针体前端 10 mm 发热，温度可恒定调节在 (37.8 ± 0.4)℃~(44 ± 2)℃，使针刺、温热之效直达穴位所在，是基于传统火针的一种新型针具。

子宫内膜癌的发生发展，是由于正气不足，痰、湿、毒互结而成，大多表现为阴毒内蕴，无论是整体，还是肿瘤局部，都表现为"阳虚阴盛"的状态。夏玉清教授对子宫内膜癌术后防复发的针灸外治法是以电热针联合毫针，其中电热针治疗以温补、扶正为主，毫针针法以平补平泻为主，电热针联合毫针可以很好地调节阴阳，使体内环境达到新的平衡，肿瘤生长得以抑制，肿瘤细胞被杀死，以让患者达到带瘤生存状态。

（2）诸穴配伍为用，标本同治。正如《灵枢·经别》谓：

"夫十二经脉者，人之所以生，病之所以成，人之所以治，病之所以起，学之所始，工之所止也。"《灵枢·经脉》载："经脉者，所以决死生，处百病，调虚实，不可不通也。"夏玉清教授认为针灸治疗本病的关键在于温通。电热针在温通经络方面具有独特的优势，在用针刺调理气血、振作经气的同时，释放恒定温度，以温热作用助针的效应，用针以行气，借温以通脉，气行则血行，瘀血可祛，温通则除湿涤痰，开结以排毒，正气得复，肿瘤得消。

夏玉清教授运用电热针为主联合毫针的针灸疗法治疗该患者，以通为补，电热针选穴足三里、三阴交、曲池。足三里是足阳明胃经合穴，胃下合穴，电热针直刺足三里可补脏腑之虚损，具有健脾益气、除湿涤痰、培元扶正、调理气机、平衡阴阳、通经活络的作用。三阴交为肝、脾、肾三经之交会穴，并归属脾经，电热针直刺三阴交可滋阴养血，还能调补肝肾。足三里配伍三阴交，阴阳相配，不仅温补调理脾胃气血，温中益气之效强，亦可调补肝肾，通调肝、脾、肾三经气血，疏通经络，增强机体抗病能力。曲池是手阳明大肠经的合穴，是大肠经气最充盛的部位，肺与大肠相表里，电热针直刺曲池善宣行气血，治疗脏腑气机失调，具有调整内脏的功能。大肠属金，曲池属土，土为金之母，针刺曲池可达到培土生金的功效，补中焦而益上焦。足三里配伍曲池，两阳相配，曲池走而不守，足三里能升能降，二合相会，可调理胃肠气机，又因肺与大肠相表里，两穴相配可补益脾肺，固护肌表，预防外感。三阴交配伍曲池，曲池入三阴，可清三阴血分热毒瘀滞，清热利湿。

毫针选穴：气海、蠡沟、行间。气海为任脉之要穴，是本经生气之海，气血所会。毫针直刺气海，平补平泻，调气机，益元气，补肾虚。蠡沟为足厥阴肝经之络穴，毫针直刺蠡沟不施补泻，联络肝胆两经气血，调理气机，通经活络。行间为肝经荥穴，毫针直刺行间不施补泻，疏肝解郁，行气止痛。气海为藏精之府，配伍行间、蠡沟有补肾固精、调理冲任、祛湿解毒的作用。

诸穴配伍，电热针、毫针相合，共奏补气活血、温通经络之功。立足扶正祛邪，所治之证皆因虚致实，虚实夹杂，在温通经络、补气活血基础上达到不同目的。此处方穴专力宏，标本兼顾，调和阴阳。

（3）重视脾肾，固护正气。夏玉清教授在治疗本病的临床实践中强调固护正气、扶正祛邪，非常重视脾肾。夏玉清教授认同"百病从虚而入"，推崇"元气之充足，皆由脾胃之气无所伤，而后能滋养元气，若胃气之本弱，饮食自倍，则脾胃之气损伤，而元气亦不能充，而诸病之所由生也"，是以《太平惠民和剂局方》四君子汤加减，自拟党参汤（党参15～20 g、白术10～15 g、茯苓10～15 g、炙甘草6～10 g）补益中气，健脾益胃，作为扶正基础方剂。方中党参为君，味甘性平，补脾肺气；白术苦温，为补气健脾之要药，健脾燥湿，为臣；茯苓甘淡，健脾渗湿，为佐；炙甘草，益气和中，调和诸药为使。由于病邪久羁、耗血伤精，久病必虚，穷必伤肾，子宫内膜癌术后转移，患者见沉脉，疾病累及肾脏，以《金匮要略》肾气丸加减，自拟调肾阴阳方（生地黄 15 g、山茱萸 15 g、山药 15 g、菟丝子 10 g、淫羊藿 10 g、泽泻 10 g、茯苓 15 g、牡丹皮 10 g）平补肝、脾、肾，作为生化肾气之基础方。方中生地黄、山茱萸、山药滋补肝、脾、肾三脏之阴，菟丝子、淫羊藿温肾助阳，阴阳相生，刚柔相济，使肾之元气生化无穷；再以泽泻、茯苓利水渗湿，牡丹皮擅入血分而清泄虚热。诸药合用，助阳之弱以化水，滋阴之虚以生气，平调肾之阴阳，气化复常。兼有气滞者，加佛手、木香行气宽中；纳呆食积者，加焦三仙以和胃消积；痰湿中阻者，加法半夏、陈皮健脾化痰；腹痛者，加延胡索、砂仁和胃止痛；湿热内蕴者，加蒲公英、半枝莲、白花蛇舌草清热解毒利湿；气滞血瘀者，加三棱、莪术活血化瘀；体虚久病者，加太子参、黄芪益气扶正；阴虚久咳者，加浙贝母、桔梗润肺滋阴。

二、电热针治疗非小细胞肺癌案例

1. 病例 （肺癌 气阴两虚证）

患者，女，55 岁。

初诊：2019 年 12 月 20 日。主诉：发现肺部阴影 1 年余，胸椎转移瘤术后半年。

现病史：患者 2018 年 4 月体检时胸部 CT 发现右肺上叶异常密度灶，就诊于首都医科大学附属北京朝阳医院予抗感染治疗。2019 年 4 月患者出现肩背部蚁行感，2019 年 5 月胸椎 MRI 示：T3 椎占位，不除外转移瘤。2019 年 5 月 30 日北京大学第三医院 PET－CT 示：右肺原位癌，继发多发骨转移，T3 椎体病理性骨折，椎管狭窄。2019 年 6 月 11 日首都医科大学附属北京胸科医院行 CT 定位下右上肺病灶穿刺活检，病理提示：肺腺癌，标本送检基因检测示 EGFR L858R 突变。脑 MRI：颅内多发转移瘤。因胸椎转移，有截瘫风险，患者于 2019 年 6 月 19 日在首都医科大学附属北京胸科医院接受全麻下后路 T3 椎附件及部分椎体瘤体切除、骨水泥填充、植骨融合、内固定术。术后病理示：转移性腺癌，支持肺腺癌转移。给予奥西替尼靶向治疗。现症见：患者咳嗽少痰，咳声低微，疲乏无力，自汗畏风，口干不多饮，午后潮热，手足心热，纳呆腹胀，便溏，睡眠尚可。舌质红，苔薄白，脉细数无力。既往史：高血压病史 13 个月，血压最高达 140/88 mmHg，目前口服硝苯地平降压治疗。31 年前行阑尾切除术。30 年前行甲状腺结节摘除术。18 年前因 HPV 阳性，行宫颈锥切术。

2. 辅助检查

2019 年 5 月 30 日，北京大学第三医院 PET－CT 示：右肺原位癌，继发多发骨转移，T3 椎体病理性骨折，椎管狭窄。

2019 年 6 月 11 日，首都医科大学附属北京胸科医院右上肺病灶穿刺活检，病理示：肺腺癌。肿瘤标志物：未见异常。

2019 年 6 月 13 日，首都医科大学附属北京胸科医院脑MRI：颅内多发转移瘤。

2019 年 6 月 14 日，首都医科大学附属北京胸科医院肺癌5 种基因突变检测报告示：EGFR L858R 突变。

2019 年 6 月 26 日，首都医科大学附属北京胸科医院胸椎病灶术后病理示：转移性腺癌，结合免疫组化，支持肺腺癌转移。

3. 中西医诊断与诊断依据

中医诊断：肺积。证型为气阴两虚证。诊断依据：患者为中年女性，主因"发现心房肿物 14 年，阵发性心前区胀痛 1年"就诊，属中医"肺积"范畴。"年四十，则阴气自半"，患者慢性病程，肺脾两虚，气虚津液外泄，故见乏力、汗出、口干。肺失宣降，气机上逆故见咳嗽，肺通调水道失常，津聚成痰，故见咳痰。脾主运化，损伤脾气，运化失司，气机不通则纳呆腹胀，脾阳失健，故见便溏。阴虚生内热故而午后潮热，手足心热。舌质红，苔薄白，脉细数无力，亦为气阴两虚之表现。辨证为气阴两虚证。本病本虚标实，预后较差。

西医诊断：右上肺腺癌Ⅳ期，多发骨转移，多发脑转移。诊断依据：结合患者 PET－CT、脑 MRI、肺部穿刺活检病理、胸椎病灶病理、肺癌 5 种基因突变检测报告相关检查，诊断明确，无须鉴别。

4. 干预措施

（1）初诊。

1）中药内治法：益气养阴、调补脾肺。

中药处方：

沙参 15 g	麦冬 15 g	玉竹 10 g
天花粉 10 g	党参 15 g	白术 15 g
山药 15 g	茯苓 15 g	陈皮 10 g
法半夏 6 g	延胡索 10 g	砂仁 10 g
山慈菇 20 g	半枝莲 15 g	白花蛇舌草 30 g
甘草 6 g	五味子 10 g	白扁豆 15 g
全蝎 6 g	蜈蚣 2 条	黄芪 30 g

焦三仙（各）10 g

14 剂，每日 1 剂，水煎服。

2）电热针联合毫针外治法：扶正补虚，平衡脏腑阴阳。

处方：①电热针直刺曲池、足三里、三阴交各 0.7 寸，得气后接通 ETN-01A 型电热针治疗仪，每个穴位分别给予 65 mA 电流量，针下以患者感温热或胀而不痛为度，留针 30 分钟；②毫针循经脉方向 30°角斜刺肺俞、中府、膏肓、脾俞、肾俞各 0.6 寸，直刺气海、神门、内关、关元、太溪各 0.6 寸，得气后，留针 30 分钟。除节假日外，每日 1 次，每周 5 次。

（2）二诊。2020 年 1 月 10 日患者来诊，咳嗽、疲乏无力、自汗症状明显好转，食纳可，仍有口干、午后潮热、手足心热症状，舌质红，苔薄白，脉细数无力。

1）中药处方：前方加牡丹皮 10 g、地骨皮 10 g、石斛 15 g、生地黄 10 g。14 剂，每日 1 剂，水煎服。

2）针灸处方：①电热针循经脉方向 30°角斜刺肺俞、脾俞、肾俞各 0.7 寸，得气后接通 ETN－01A 型电热针治疗仪，每个穴位分别给予 60 mA 电流量，针下以患者感温热或胀而不痛为度，留针 30 分钟；②毫针直刺曲池、足三里、三阴交、气海、神门、内关、太渊、关元、太溪各 0.6 寸，得气后，留针 30 分钟。每日 1 次，每周 5 次，90 次为 1 个疗程。

5. 疗效转归

患者 2021 年 1 月复诊，此时内服中药 1 年，电热针联合毫针外治 160 次，无明显不适症状，食纳可，二便调，睡眠安，舌质淡，脉细。复查胸部 CT、脑 MRI 结果与 2019 年 12 月就诊时大致相仿。坚持奥西替尼口服联合中医针药治疗，2022 年 9 月复查脑 MRI 结果同 2022 年 3 月，无不适症状，现今处于无进展生存期（PFS），病情稳定，生活质量较高。

6. 临证体会

该患者病情目前处于非小细胞肺癌（NSCLC）晚期，多发骨转移、多发脑转移，当前中医治疗以针药结合，标本同治，扶正为主，兼以祛邪。以减轻症状、控制瘤体发展、延长生存期为主要目标。

本患者症见：咳嗽少痰，咳声低微，疲乏无力，自汗畏风，口干不多饮，午后潮热，手足心热，纳呆腹胀，便溏，睡眠尚可。舌质红，苔薄白，脉细数无力。四诊合参，辨证属气阴两亏之证。治疗以益气养阴、调补脾肺为主，夏玉清教授方用沙参麦冬汤合六君子汤加减治疗，电热针直刺曲池、足三里、三阴交以扶正补虚，针药内服外治后咳嗽、乏力、自汗症状明显好转，仍有口干、午后潮热、手足心热症状，遵前述治疗大法，中药前方加牡丹皮、地骨皮、石斛、生地滋阴凉血、养阴清虚热，电热针循经脉方向 30° 角斜刺肺俞、脾俞、肾俞以调和脏腑。针药内服外治后患者精神明显好转，纳食转佳，夏玉清教授守方继进，经 12 个月的中药调理后，诸症得消，现今处于无进展生存期（PFS），病情稳定，生活质量较高。

夏玉清教授认为肺癌的治疗，早期以手术治疗为主，中晚期若已失去手术机会，则可化疗、放疗及中药治疗，以完全缓解或部分缓解症状及改善生存质量、延长生存期为目的。根据中医文献及多年临床经验，夏玉清教授认为肺癌的证治分型主要分为脾虚痰湿证、阴虚毒热证、热毒壅盛证、气滞血瘀证、气阴两虚证。

脾虚痰湿证以益气健脾、祛痰化湿为法，方用健脾解毒饮（自拟方）：党参 30 g、白术 15 g、陈皮 6 g、法半夏 15 g、山海螺 15 g、猫爪草 30 g、白花蛇舌草 30 g、半枝莲 30 g、黄芪 30 g、桔梗 10 g。方中以白花蛇舌草、半枝莲、山海螺、猫爪草消癌毒、解郁结，党参、黄芪补气，白术、陈皮、法半夏燥湿化痰，桔梗宣肺祛痰。如颈核结聚为邪毒外泄加夏枯草30 g、浙贝母10 g；四肢不温加制附子、肉桂各2 g，去桔梗。

阴虚毒热证治以养阴清热、解毒散结为法，方用生脉饮合五味消毒饮加减：沙参30 g、麦冬15 g、天花粉15 g、玄参15 g、鱼腥草30 g、金银花20 g、紫花地丁15 g、蒲公英15 g、紫背天葵子10 g、野菊花15 g、白花蛇舌草30 g、半枝莲30 g。方中以五味消毒饮加半枝莲、白花蛇舌草祛癌毒、散郁结，沙参、麦冬、玄参、天花粉养阴清热，鱼腥草清肺热。如心烦失眠加酸枣仁30 g，痰中带血加紫草20 g、三七粉2 g冲服，便秘加大黄12 g，胸痛加延胡索10 g、桃仁10 g。

热毒壅盛证以清肺化痰解毒为法，方用泻热解毒汤（自拟方）：大黄12 g、牡丹皮15 g、桃仁10 g、冬瓜仁30 g、苇茎30 g、生薏苡仁30 g、鱼腥草20 g、桔梗15 g、白花蛇舌草30 g、半枝莲30 g、全蝎6 g、蜈蚣4条。本方以白花蛇舌草、半枝莲、全蝎、蜈蚣驱癌毒为主药，辅以苇茎、大黄清肺胃实热，生薏苡仁、鱼腥草、桔梗、冬瓜仁清肺排痰，牡丹皮、桃仁活血化瘀。如高热不退加生石膏30 g、清开灵颗粒口服，日3次；气喘加麻黄10 g。

气滞血瘀证以行气止痛、活血化瘀、疏肝解毒为法，方用复元活血汤合失笑散加减：柴胡12 g、天花粉15 g、当归10 g、炒穿山甲（代）15 g、大黄12 g、五灵脂10 g、蒲黄10 g、香附

12 g、半枝莲 30 g、白花蛇舌草 30 g、莪术 15 g、虎杖 30 g、全蝎 6 g、蜈蚣 4 条。方中用天花粉、半枝莲、虎杖、白花蛇舌草清热解毒，全蝎、蜈蚣以毒攻毒，柴胡、香附疏肝胆之气滞，当归、穿山甲（代）、大黄活血破瘀，五灵脂、蒲黄化瘀止痛，全方共奏活血化瘀、解毒止痛之效。如胸胁刺痛加郁金 15 g、三七粉 2 g 冲服，气促加葶苈子 15 g。

气阴两虚证治以益气养阴、调补脾肺、驱毒化瘀为法，方用沙参麦冬汤合六君子汤加减：沙参 15 g、麦冬 15 g、玉竹 10 g、天花粉 10 g、党参 15 g、白术 15 g、茯苓 15 g、陈皮 10 g、法半夏 6 g、山慈菇 20 g、半枝莲 15 g、白花蛇舌草 30 g、五味子 10 g、全蝎 6 g、蜈蚣 2 条、黄芪 30 g。方中以沙参、麦冬、玉竹、天花粉、五味子补肺益阴，党参、白术、茯苓、陈皮、法半夏、黄芪补脾化痰，山慈菇、半枝莲、白花蛇舌草清热解癌，全蝎、蜈蚣以虫类之毒解癌之毒。如胸痛加延胡索、郁金活血化瘀，行气止痛。

第三节　电热针在肿瘤手术前后的应用

电热针作为中医针灸的一种现代化技术，已经在临床上得到了广泛应用。特别是在肿瘤治疗领域，电热针的应用为患者带来了新的希望。本节将详细探讨电热针在肿瘤手术前后的应用。

一、手术前的应用

1. 调理体质，增强免疫力

肿瘤患者的体质往往较为虚弱，特别是在手术前，患者的身体需要处于一个相对较好的状态。电热针通过刺激特定的腧穴，可以调理体质，提高免疫力，为患者做好术前准备。长期的临床实践证明，经过电热针调理的患者，手术效果更佳，恢复得更快。

2. 缓解症状，改善生活质量

对于一些晚期肿瘤患者，他们可能会遭受疼痛、消瘦、纳呆、食少等多种症状的困扰。电热针可以有效地缓解这些症状，提高患者的生活质量。电热针的温通作用，可以促进气血运行，调节脏腑功能，从而达到缓解症状的目的。

3. 缩小肿瘤体积

电热针的温通作用可以缩小部分肿瘤的体积，为手术创造更好的条件。电热针的持续刺激，可以使肿瘤细胞的活性降低，从而达到缩小肿瘤体积的目的。

二、手术后的应用

1. 促进伤口愈合

手术后，伤口的愈合是一个非常重要的环节。电热针可以调节气血，电热针的温通作用可以促进血液循环，加速伤口的愈合过程，减少术后并发症。

2. 缓解术后疼痛

手术后，患者往往会遭受疼痛的困扰。电热针可以使疼痛信号的传递受到抑制，具有很好的镇痛效果，电热针的持续刺激，可以有效缓解患者术后的疼痛，达到镇痛的目的。

3. 预防复发和转移

肿瘤的复发和转移是患者和医生都非常担心的问题。电热针可以增强患者的体质，提高免疫力，电热针的持续刺激，可以使患者的身体处于一个相对较好的状态，从而有效地预防肿瘤的复发和转移。

4. 提高生活质量

手术后，患者可能会出现一系列的身体和心理问题。电热针可以帮助患者调节身体和心理，从而提高生活质量。

5. 辅助治疗

电热针可以与放疗、化疗等其他治疗方法相结合，电热针的温通作用可以增强这些治疗方法的效果，同时也可以减少这些治疗方法的副作用。

总之，电热针在肿瘤手术前后的应用为患者带来了新的希望。电热针的持续刺激，可以使患者的身体和心理都得到调节，从而达到治疗肿瘤的目的。

第四节　电热针基础处方

一、肿瘤疾病基础处方

1. 电热针主穴

曲池、足三里、三阴交、督脉主穴、天枢、中脘、建里，随证加减。

2. 毫针配穴

关元、水道、提托、肺俞、脾俞、肾俞、气海、神门、内关、太溪，随证加减。

3. 方义

很多肿瘤疾病的形成被认为是气血虚弱、正气不足，而后邪气踞之所致。大部分患者发现肿瘤时已是晚期，伴有远处转移，或经手术、化疗、放疗、靶向治疗，或未经其他治疗，病情延误，体质虚弱，消瘦、纳呆、食少，情绪焦虑、抑郁。这些症状是肿瘤患者体内正气与病邪长期斗争，不断消耗所致，即所谓"精气夺则虚"。对这类患者，要按照《灵枢·经脉》中所说的"虚则补之"的治疗原则进行施治。

夏玉清教授认为，电热针的温补作用，体现在其选用特定穴的同时，调节好温度，使针刺效应与恒温共同作用于腧穴经络，进而调整其相应脏腑之功能，使之恢复正常状态，脾胃得健，肝肾得补，营养即可得以补充，同时，电热针通过"特定穴"可以直接起到补气补血的作用，脏腑气血得以修复补充，正气得以恢复，就可以战胜邪气，抑制慢性疾病病程的发展，避免病灶的转移、扩散。

夏玉清教授在电热针治疗肿瘤疾病的取穴上多以曲池、足三里、三阴交、天枢、中脘、建里为主。足三里是足阳明胃经合穴、胃下合穴，可补脏腑之虚损，具有健脾益气、培元扶正、调理气机、平衡阴阳、通经活络的作用；同时，足三里又有降逆化浊、通调肠腑之效。针刺足三里既能激发经络之气，又能调动胃腑之气，可起到健胃和中、降逆、调理气机的作用，有效减轻患者化疗后的胃肠道反应。曲池为手阳明大肠经合穴，是大肠经气最充盛的部位，善宣行气血，治疗脏腑气机失调，补中焦而益上焦，具有调整内脏的功能，调肠腑、畅气血、通经络，调节机体免疫功能，调节胃肠蠕动，促进消化酶的分泌。三阴交为足太阴脾经、足少阴肾经、足厥阴肝经三阴经交会穴，具有健脾和胃、调补肝肾、气血双补之功。针刺足三里、三阴交治疗肿瘤患者化疗造成的白细胞减少效果良好，可以有效地保护骨髓造血功能，升高白细胞和淋巴细胞数目。曲池、足三里、三阴交合用可健运脾胃、调和气血、扶正培元。根据夏玉清教授多年临床和实验研究所得，将三穴配伍使用能有效提升机体自身免疫功能，对治疗多种癌症及其他慢性疾病均有卓效。

督脉为阳脉之海，循行于背，对全身的阳经脉气起着统率和督促的作用。针刺督脉具有疏经活络、调节脏腑气血平衡的功效。针刺督脉经穴可调节全身脏腑功能，疏通阻滞经脉之气血。中脘为任脉穴、胃之募穴，为六腑之会，为足阳明胃经、任脉、手太阳小肠经、手少阳三焦经之会。夏玉清教授认为，电热针针刺中脘具有健运脾胃、消化水谷、升清降浊、温通腑气之功效，可用于补后天之本，是肿瘤治疗的主穴。建里为任脉穴，居脾胃之气生成之处。夏玉清教授认为，电热针针刺建里具有健脾和胃、通降腑气之功，常与中脘联用。天枢为足阳明胃经腧穴，为大肠之募穴，腹气之街，分理水谷之槽粕。夏玉清教授认为，电热针针刺天枢具有消导积滞、调益脾气之功效。

二、消化系统肿瘤基础处方

1. 电热针主穴

主要用于胃、食管肿瘤：中脘、建里、足三里、三阴交，随证加减。

主要用于结直肠肿瘤：天枢、足三里、三阴交，随证加减。

2. 毫针配穴

水道、提托、关元、曲池。

3. 方义

夏玉清教授在治疗消化系统肿瘤的实践中，强调固护正气、扶正祛邪，重视脾胃的补和调。《素问·经脉别论》有云"饮入于胃，游溢精气，上输于脾，脾气散精，上归于肺……水精四布，五经并行"；《灵枢·营卫生会》中云"人受气于谷，谷入于胃，以传与肺，五脏六腑皆以受气"；《脾胃论·脾胃胜衰论》中云"胃中元气盛，则能食而不伤，过时而不饥。脾胃俱旺，则能食而肥。脾胃俱虚，则不能食而瘦"。

脾与胃通过经脉相互络属而构成表里关系，脾为脏、胃为腑；脾喜燥恶湿、胃喜润恶燥；脾气主升、胃气主降；脾主运化、胃主受纳。在水谷的受纳、腐熟、消化以及精微物质的化生、输布以及糟粕排出的过程中，脾胃对立统一、协同配合；病理状态下，脾胃互相影响，胃病可以及脾，脾病也可及胃，最后形成脾胃同病的转归。所以，在临床中常脾胃同论、同调、同治。胃下连小肠、大肠，均为传化之腑，腑气相通，胃的受纳降浊功能，与小肠的分清泌浊、大肠的传导糟粕功能密切结合，水谷糟粕才能得以下行。

肠的功能实际上是脾胃升清降浊功能的延伸和体现。肝随脾升，胆随胃降，肝木疏土，助其运化，脾土营木，成其疏泄。脾为后天，肾为先天，相互为用，转相滋养。脾虚化源衰少，则五脏精少而肾失所藏；肾虚阳气衰少，则中土失于温煦，脾胃升降失司，纳运不健，脾胃功能的健旺与肝肾关系尤为密切。

　　夏玉清教授认为脾胃病的病因有外感、内伤、情志、先天禀赋、虫积外伤等，其中以内伤及情志为主因。病机上，以脾胃虚寒、肝郁脾虚为主，兼见气血阴阳虚衰、气滞血瘀痰阻等。夏玉清教授认同"百病从虚而入"，推崇"元气之充足，皆由脾胃之气无所伤，而后能滋养元气，若胃气之本弱，饮食自倍，则脾胃之气既伤，而元气亦不能充，而诸病之所由生也"的观点，认为脾胃扮演着统驭诸脏腑生理功能发挥和病理演变转归的重要角色。脾胃病变不仅影响脾胃受纳运化水谷精微的功能，导致本脏腑诸多病证，也能影响其他脏腑，而其他脏腑病变亦能影响脾胃。

　　因此，夏玉清教授以电热针治疗消化系统肿瘤，常取穴足三里、三阴交、中脘、建里以扶正补脾健胃。足三里既为足阳明胃经之合穴，又为胃腑之下合穴，合治内腑。电热针刺足三里，以温通经络、调和气血、强脾健胃。三阴交为肝脾肾三经之交会穴，并归属脾经，电热针直刺三阴交，不仅温补调理脾胃气血，还能调补肝肾，从而调节全身机能，增强机体抗病能力，有利于疾病的恢复。中脘为胃之募穴、八会穴之腑会，能健运中州，理气止痛。建里穴具有健脾和胃的功效，能够促进食欲，健运脾胃，补人体之虚。天枢属足阳明胃经，为大肠经之募穴，胃经气血旺盛，大肠经的气血主要来源于天枢，天枢邻近脾胃，脾胃居于中焦，是气机运行之枢纽，电热针针刺天枢，以理气健脾，调理气机。

以电热针取穴治疗消化系统肿瘤的同时，夏玉清教授亦非常重视毫针配穴，认为凡腹中不适，毫针配穴也皆应以扶正为主，其独创扶正五穴——关元、水道（双）、提托（双），无论是虚是实、有形无形，皆可用之。曲池为手阳明大肠经合穴，五行属土，合治内腑，故可清泻阳明，清利湿热。在其他毫针常用配穴方面，夏玉清教授亦选用血海、阴陵泉来活血化瘀、利水化痰。

三、呼吸系统肿瘤基础处方

1. 电热针主穴

处方一：足三里、三阴交、丰隆、曲池，随证加减。

处方二：督脉上，从大椎至腰阳关分别将6支电热针均匀排列针刺，随证加减。

2. 毫针配穴

处方一：膻中、神封、中脘、下脘、梁门、天枢、气海、关元、水道、外关透内关、合谷、血海、阴陵泉、太溪、太冲。

处方二：大杼、肺俞、心俞、膈俞、肝俞、脾俞、胃俞、肾俞、大肠俞、承扶、殷门、委中、承山、昆仑。

3. 病机

中医将呼吸系统肿瘤归于"咳嗽""痰饮""肺胀""喘

证""肺痿"等范畴。呼吸系统肿瘤,病因种类繁多,病理演变复杂,夏玉清教授认为本病主要为本虚标实,本虚是以肺脾肾为主的脏腑功能失调,标实为血瘀痰阻。

(1)肺虚。肺为娇脏,为华盖,主气司呼吸,六淫外邪自口鼻、皮毛而入,最易犯肺,造成肺宣降失调,上逆而为咳,气机升降失调则为喘,肺气壅滞则致肺气满胀。久则肺虚,肺虚则令气失所主,肺气亏虚,推动无力,气血运行涩滞,肺络闭塞。肺为储痰之器,肺脏虚损无力,气不布津,而致津气严重耗伤,津液布散不畅,肺失濡养,肺叶枯萎。肺主行水,为水之上源,以肃降为顺,气行则水宜行,肺痿者,肺叶焦枯,散精不利,停聚生痰饮,痰饮又阻滞气血运行。

(2)脾虚。肺主气,脾益气,脾为后天之本、肺金之母,脾主运化水湿,为气血生化之源,将摄入人体的水谷化作精微物质,并传输到其他脏腑,若脾气亏虚,运化功能下降,精微化生乏源,脏腑失于充养,肺脾俱虚,卫外更弱,则外邪加重疾病的进展。脾为生痰之源,脾虚运化水液失常,水湿聚为痰饮,贮藏于肺,形成病理产物。

(3)肾虚。肾主水液,肾之阳气能温煦和推动水液代谢,肾阳不足则不能温煦脾阳,脾肾阳虚则水液运化失常,水液停居于体内而形成湿邪,致使肺宣发肃降功能受到抑制。肾为气之根,气为肺所主,若病久肺虚及肾,金不生水,致肾气衰微,肾不纳气归元,则喘息越加严重,呼吸气短,气虚推动无力则血脉瘀阻，瘀血阻新，更致肺肾两虚。

（4）血瘀。肺朝百脉，主治节，肺虚乏力无以运血，则血行不畅。肺脾气虚，气不摄血，则易成离经之血，致血瘀形成，血脉瘀阻，则肺疾益甚。

（5）痰阻。肺气壅滞，脾失健运，津液输布失常，聚而成痰，痰壅于肺，阻塞肺气，影响肺的气机升降，肾虚无法蒸腾，痰浊更易滞留，痰浊反过来变为一种致病的"邪气"，进而变成"宿根"。中医治疗疾病既着眼于引起疾病的特定病因，又注重调整恢复人体正气，以及疾病发展过程特定阶段出现的病理改变，并非"头痛医头，脚痛医脚"或"见咳止咳"，而是针对病因，结合整体全面综合治疗。此外注重个体化，根据患者不同的体质、心理、环境等辨证论治。最终目的是"以平为期"，即阴阳平衡、气血和调、脏腑功能协调，使人体恢复到原来结构与功能的"有序"状态。

4. 方义

夏玉清教授以电热针治疗呼吸系统肿瘤，电热针取穴足三里、三阴交、丰隆、曲池。足三里既为足阳明胃经之合穴，又为胃腑之下合穴，合治内腑，电热针刺足三里，以温通经络、调和气血、强脾健胃。三阴交为肝脾肾三经之交会穴，并归属脾经，电热针直刺三阴交，不仅温补调理脾胃气血，还能调补肝肾，从而调节全身机能，增强机体抗病能力，有利于患者恢复。丰隆为足阳明胃经化痰之要穴，有祛痰平喘之功效，用于咳嗽痰多气喘之症。曲池为大肠经合穴，肺与大肠相表里，针刺曲池能起到很好的清肺热作用。

夏玉清教授认为呼吸系统肿瘤多为本虚标实之证，本虚应该扶正，其独创扶正五穴——关元、水道（双）、提托（双），无论疾病是虚是实、有形无形，皆可用之。同时，中脘、下脘、气海、关元四穴引火归元，大补元气，中脘、下脘调理中焦，手太阴肺经起于中焦，故能调理肺气肃降。中脘与丰隆是一组很有效的穴对，中脘为胃之募穴，八脉之腑会，丰隆为胃之络穴，通脾经，化痰祛湿最强，两穴相配培土生金，以断生痰之源。通天、经渠、大都为止咳验穴，效果奇特。通天能使上下相通，肺气宣发，太阳经在表主开，《百症赋》说通天能开通肺窍，止咳化痰；经渠调肺气之升降，大都补脾气之不足，故用于久咳不愈；肺俞、尺泽、俞府、天突皆为宣通肺气、止咳化痰之要穴，公孙加强补脾，太溪补肾，通过同时补养先天和后天，增强免疫力，提升自身自愈能力，起到扶正以驱邪的作用。头痛配风池、百会，胸闷配膻中，便秘配支沟，失眠配神门，腹胀配合谷，恶心呕吐配内关，咽痛配廉泉。

督脉为阳脉之海，循行于背，对全身的阳经脉气起着统率和督促的作用。督脉之别络与足太阳膀胱经相连，经气相通，而五脏六腑背俞穴分布于膀胱经，因而针刺督脉可有效调节脏腑功能，激发全身阳气。研究证实，针刺督脉具有疏经活络、调节脏腑气血平衡的功效。针刺督脉经穴可调节全身脏腑功能，疏通阻滞经脉之气血。

四、生殖系统肿瘤基础处方

1. 电热针主穴

子宫、足三里、三阴交，随证加减。

2. 毫针配穴

天枢、丰隆、梁丘、卵巢、带脉，随证加减。

3. 病机

女性生殖系统肿瘤多与肾、肝、脾有密切关系，治疗以"调肝，扶脾，养肾"为法。夏玉清教授在妇科生殖疾病的诊疗方面具有独特的经验。《素问·上古天真论》记载："女子七岁，肾气盛，齿更发长；二七而天癸至，任脉通，太冲脉盛，月事以时下，故有子；三七，肾气平均，故真牙生而长极；四七，筋骨坚，发长极，身体盛壮；五七，阳明脉衰，面始焦，发始堕；六七，三阳脉衰于上，面皆焦，发始白；七七，任脉虚，太冲脉衰少，天癸竭，地道不通，故形坏而无子也。"南齐《褚氏遗书》记载："合男女必当其年……女虽十四而天癸至，必二十而嫁，皆欲阴阳气完实而后交合，则交而孕，孕则育，育而为子，坚壮强寿。"

4. 方义

夏玉清教授始终坚持以"调肝，扶脾，养肾"为法，以

"调冲任"为本，治法如益气养血、补肾调经、温经散寒、调理冲任、疏肝理气、清热调经。夏玉清教授认为"治肝、脾、肾即治冲任，养血即可调冲任"。妇科疾患多为经、带、胎、产、杂病，根据以上女性七七之说、生育之生理，在月经产生的过程中以肾为主导。肾藏精，主生殖。是指肾具有生成、贮藏和疏泄精气的作用，可发挥其化生月经、主生殖的功能。肾为天癸之源。"血之源头在于肾""气之根，肾中之真阳也；血之根，肾中之真阴也"。"经水出诸肾""经本于肾"。肝藏血、主疏泄，喜条达，恶抑郁。在月经的产生中，肝血下注冲任，司血海之定期蓄溢，参与月经周期、经期和经量的调节。脾（胃）主运化，为后天之本、气血生化之源，主中气，其气主升，主统血。胃主受纳，为水谷之海，乃多气多血之腑。《女科经纶》曰"妇人经水与乳，俱由脾胃所生"，足阳明胃经与冲脉会于气街，故"冲脉隶于阳明"。

夏玉清教授在电热针临床取穴及腧穴配伍方面，"善用合穴"，如曲池、足三里（手足阳明经穴）；"重用原穴"，如太冲、太溪；尤其注重原络配穴与俞募配穴。电热针取穴常以三阴交、足三里和子宫为基础穴。足三里和三阴交调理冲任、培补肝肾、健脾补血；子宫为经外奇穴，取之可调养胞宫；太溪、太冲补益肝肾，培元固本。

毫针取穴方面，卵巢为经外奇穴，取之可调养胞宫、卵巢。带脉为足少阳胆经穴，主治月经不调、经闭等，可祛湿化痰，为妇科常用穴。天枢、丰隆、梁丘为足阳明胃经穴位，均有健脾化痰调经之功。

五、神经系统肿瘤基础处方

1. 电热针主穴

曲池、足三里、三阴交，随证加减。

2. 毫针配穴

风池、合谷、太冲、阳陵泉、百会、四神聪、中脘、气海，随证加减。

3. 病机

在中医理论中，神经系统与肝、脾、肾等有关。肝主疏泄，与情志、神志活动有关；脾主运化，与养血、思维活动有关；肾主藏精，与骨髓、脑髓有关。因此，针灸治疗神经系统肿瘤时，选择了与这些脏腑相关的穴位。此外，百会、风池等穴位直接与头部有关，可以直接对神经系统产生影响。整体的治疗目的是调和气血，疏通经络，调节脏腑功能，从而达到治疗神经系统肿瘤的目的。

4. 方义

夏玉清教授在临床取穴及腧穴配伍方面，常以电热针针刺曲池、足三里、三阴交。曲池为手阳明大肠经之合穴，足三里为足阳明胃经腧穴，为调补大穴，二穴共用具有健脾益气化痰、补气养血之效。三阴交为脾经腧穴，且为肝脾肾三经之交会穴，电热针直刺三阴交，不仅滋阴养血，还能调补肝肾，从而通调全身气血，诸穴合用共奏补益肝肾、熄风止痉之功。

毫针取穴多以风池祛风宁神定痉。合谷、太冲相配属"开四关"法，可通行气血，调和阴阳。肝藏血、主筋，阳陵泉为筋之会穴，可养血柔筋、舒筋通络。百会、四神聪，因其均位于巅顶部，通过督脉内入络脑，乃局部取穴以醒脑、宁神、定惊。中脘、气海为奇经八脉之任脉经穴，二穴可双向调节以益气运脾，生发阳气。

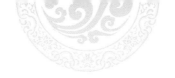

下篇

电热针肿瘤临证验案

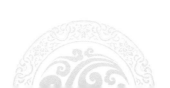

第三章　电热针治疗消化系统肿瘤

第一节　胃癌的电热针治疗

一、诊治经验

1. 病因与治法

胃癌是临床常见的消化道恶性肿瘤，病位主要在胃部，尤其是在幽门前区、胃窦、胃体小弯侧最易发病。多与饮食、环境、遗传、免疫、癌前病变等因素有关。如胃溃疡、胃息肉、慢性萎缩性胃炎伴胃黏膜肠腺化生或不典型增生等病变被忽略，或经治无效，逐渐发展而恶变，导致本病的发生。

中医认为，本病属于"反胃""胃脘痛""积聚"等范畴。多因饮食不节，饥饱失常，过食醇酒辛辣煎炒食品，或因情志所伤，或因胃病久治不愈，以致胃腑受损、正气亏虚，邪毒痰气瘀结，癥块日大，后天乏源，气血阴阳衰竭。

胃癌初期常因情志抑郁、饮食不节而导致肝失疏泄，胃失和降，出现气机郁滞不畅的表现；又可因饮食生冷、脾胃受损而导致胃不能腐谷，脾不能健运，出现中焦虚寒的表现。本方用腑会中脘，重在和调胃腑，梳理阳明气机，使胃气和降，纳腐有权，则痰气邪毒无稽留积滞之害；配胃之下合穴足三里合治内腑，更能使中焦健运，胃气顺降，且有扶正祛邪之功；选内关可宽胸畅中以和调气机；配足少阳胆经之合穴阳陵泉，在于疏泄胆气，使肝胆得以舒畅，则无害中焦脾胃气机升降之枢要。故此方对于胃腑积聚初起者十分相宜。

胃癌中期，邪毒痰气瘀结明显，胃脘胀满疼痛，呕吐、反胃、黑便、消瘦等症状突出，此时虚实夹杂，应在祛邪的同时兼顾正气。本方重点是采用俞募配穴法。取中脘与胃俞相配，共调胃之阴阳气血，使脏腑之气转输，则邪毒痰气瘀结自除。《针灸大成·诸般积聚门》曰："心下如炙：中脘、百会。"今取中脘、胃俞以转运胃气，助其生化。合足三里以强胃气，助纳运，维护后天之本。选阴维、内关以宽胸和胃，降逆止呕。取三焦俞者，旨在疏调气机，消除积滞。《针灸大成·治病要穴》认为："三焦俞，主胀满积块。"诸穴相伍，有调胃护中、梳理气机、消积止呕之功。

胃癌晚期，癥块日积，正气已虚，纳食少进，化源匮乏，胃气有将绝之势，此时当扶脾胃，以维持生机。本方重在调理脾胃脏腑之功能，着重采用俞募配穴法。中脘配胃俞，以助胃气之纳腐；章门配脾俞，以助脾气之运化。况且中脘为八会穴之腑会，章门是八会穴之脏会，两穴相配，有调理脏腑阴阳气血之功，使脾胃和，纳运健，化源不竭，生机不息。配三阴交以调肝、脾、肾之经气，用以护阴津以养胃，使阳得阴助而生机不绝。

针灸配合胃癌手术后放疗、化疗的应用，在综合治疗中有着良好的作用，其治疗原则主要在于提高机体的免疫功能，促进胃肠的消化吸收和减轻放疗、化疗的毒副作用。因此，益气和胃、助其化源是根本。方中中脘配胃俞是取俞募配穴法，以促进胃肠的消化吸收。选用足三里以强壮胃气，足阳明胃经多气多血，胃气壮则气血生。取任脉之气海，以培补元气。诸穴共用，确有补元气、壮胃气、生气血之功。

2. 注意事项

（1）早期胃癌应以手术为主，中期胃癌在争取手术的前提下，积极使用放疗、化疗的同时，可以辅以针灸及中药疗法，在综合治疗中，可以充分发挥针灸的优势。

（2）针刺章门及背俞穴时，应特别注意针刺的方向及深度，切勿刺伤内脏。

（3）胃癌患者必须保持情绪乐观、开朗，树立战胜疾病的信心，同时要参加一些力所能及的体育活动，如打太极拳或练八段锦。

（4）胃癌的临床辨证施治十分重要，必须熟练掌握。早期明确胃癌前期病变，如胃溃疡、萎缩性胃炎，针灸疗效较确切，能达到防胃癌的目的。为此，要积极治疗胃癌前期病变，防止其癌变。

（5）胃癌患者的饮食调养很重要，饮食物当以精、软、细、少为好，要定时定量，少食多餐，多进蔬菜、水果，忌食辛辣刺激或油腻食物。

二、临证验案

1. 病例 （胃癌 脾胃虚弱证）

韦某，女，37 岁。

初诊：2019 年 10 月 29 日。主诉：胃癌、盆腔积液、双侧附件切除术后 1 年余，化疗后不适。

现病史：患者慢性胃炎胃溃疡上腹痛 2 年，1 年前因胃痛加重，做胃镜检查，诊断为：慢性胃炎，胃癌？自行口服抗幽门螺杆菌四联药物症状稍缓解，随着时间的推移，餐后腹部胀满、疼痛感加重，为进一步明确诊断，2018 年 12 月 19 日于中国中医科学院广安门医院住院，行腹腔镜下探查术，术中见腹盆腔膈顶小肠系膜大网膜等广泛粟粒样转移结节，双侧卵巢明显增大可见肿物，考虑为转移瘤，胃体部大网侧肿瘤侵出浆膜侵犯后方胰腺组织，周围多发肿大淋巴结。切取网膜及盆腔壁腹膜两处送冰冻病理，病理提示黏液腺癌成分，行双侧附件切除术，术后病理：双侧卵巢可见印戒细胞癌浸润，符合胃癌转移。2018 年 12 月 28 日行 PS 方案化疗，共化疗 7 次。化疗后身倦乏力，食欲不振，腹痛，腰部酸痛，里急后重，排水样便，无脓血，有排气，无排血尿，无发热，无黄染，在家口服颠茄片缓解腹痛。现为求进一步治疗就诊于电热针门诊。

刻下症：患者身倦乏力，食欲不振，腹痛，腰部酸痛，里急后重，排水样便，无脓血，有排气，无排血尿，无发热，无黄染。舌暗红，苔薄白，脉细数。

个人婚育史：生于北京，久居北京，无疫区疫水接触史，无吸烟饮酒史。13 岁月经初潮，经期 5 ~ 7 天，周期 28 ~ 30 天，适龄结婚，剖宫产一子，配偶及儿子体健。否认食物、药物过敏史。否认家族遗传病病史。

望闻切诊：神疲，面色无华，贫血貌，舌暗红，苔薄白。上耻骨联合上二横指有一约 10 cm 长愈合切口。发音自然，无病体异味。皮肤温，脉细数。

辅助检查：白细胞（WBC）$3.03 \times 10^9/L\downarrow$，红细胞（RBC）$3.83 \times 10^{12}/L\downarrow$，红细胞比容（HCT）32.6%$\downarrow$，血红蛋白（HGB）104 g/L$\downarrow$。腹、盆腔增强 CT 示腹膜种植，盆腔积液。

证候分析：患者素体脾胃亏虚，外邪侵袭后，脾胃功能进一步受损，气血阴阳失调，脾胃功能失常，水湿运化失司，痰浊内生，聚而成痰，痰瘀互阻，日久渐成癥积。脾胃运化失司，故见食欲不振；水湿内停，可见腹痛、里急后重、排水样便。病位在脾胃，病性属本虚标实，舌暗红，苔薄白，脉细数，四诊合参，证属脾胃虚弱。

中医诊断：胃脘痛（脾胃虚弱证）。

西医诊断：胃癌、腹膜种植盆腔积液、双侧附件切除术后。

处方：电热针穴位取曲池、足三里、三阴交。毫针穴位主穴取中脘、建里、梁门、天枢、肝俞、脾俞、气海，配穴取外关透内关、合谷、神门。

操作：将电热针直刺入腧穴 0.7 寸，得气后接通电热针仪，每个腧穴给予 50 mA 电流，留针 30 分钟，每日 1 次。

疗程：每日 1 次，10 次为 1 个治疗周期。经治疗，精神体力恢复向好，2019 年 11 月 27 日至 29 日，按预期接受第 8 次化疗。持续电热针治疗，2019 年 12 月 6 日，检查血常规恢复正常，精神转好。至 2019 年 12 月 20 日，患者共接受电热针治疗 32 次。精神体力恢复向好，生活质量提高，化疗副作用得到改善，食欲尚可，怕冷程度减轻，两侧膈肌疼痛减轻，可直腰站立，对生活充满热情和信心，风雪无阻，连续（周六、日除外）接受电热针治疗，定期复查，继续观察疗效，坚持完成 90 次即 1 个疗程。

中药治法：益气健脾，和胃化湿。

中药处方：

太子参 30 g	黄芪 30 g	党参 20 g
白术 15 g	茯苓 15 g	延胡索 15 g
砂仁 10 g	法半夏 6 g	陈皮 9 g
半枝莲 30 g	山慈菇 20 g	白花蛇舌草 30 g
石斛 15 g	天花粉 10 g	佛手 10 g

厚朴 10 g　　　　枳壳 10 g　　　　焦三仙 (各) 15 g

甘草 10 g

每日 1 剂,水煎服,早晚各 1 次,连服 14 剂后,患者精神、体力恢复向好。

按语: 根据患者症状、体征,四诊合参,证属脾胃虚弱,中药汤剂治以益气健脾、和胃化湿,方中太子参、黄芪、党参、白术、茯苓益气健脾,半夏、陈皮、砂仁、焦三仙和胃化湿,延胡索、枳壳、厚朴、佛手理气和胃,加半枝莲、山慈菇、白花蛇舌草解毒消癥,少佐石斛、天花粉生津,甘草调和诸药。

患者胃癌、双侧附件切除术后化疗,整个机体 (精神、身体) 受重创,白细胞减少,卵巢失去功能,内分泌失调,机体需重新建立平衡。应以调补气血、健脾和胃为法,扶正祛邪,软坚散结,平衡阴阳。取曲池、足三里、三阴交,三穴配伍采用电热针疗法,可起到扶正祛邪、振奋阳气、疏通气机、标本兼治的作用,以有效地提高患者免疫功能,鼓舞中气,增进食欲,缓解放化疗的不良反应。配合中脘、建里、梁门、天枢、肝俞、脾俞、气海、外关、合谷、神门诸穴,以帮助平衡机体阴阳,调和脾胃,安神定志。

2. 病例 (胃癌　脾胃虚寒证)

赵某,男,35 岁。

初诊: 2019 年 7 月 20 日。主诉:胃癌化疗后不适 4 个月余。

现病史：患者述 2019 年 3 月因饭后饱胀感、胃痛半年余行胃镜检查时发现胃底贲门癌，取活检示：低分化腺癌。上腹部 CT 示：贲门胃底部胃壁不规则增厚，考虑为癌，后于中国医学科学院肿瘤医院按胃癌行 4 次化疗（具体不详），体重减少 10 kg，疲乏、纳差，自行放弃化疗，为求中医电热针治疗特来诊。

刻下症：形体消瘦，纳差，神疲乏力，胃脘部饭后饱胀感，隐痛，按之则舒服，常喜热饮，大便正常，小便黄，舌淡红，苔白腻，脉细数。

个人婚育史：不详。

辅助检查：2019 年 4 月 16 日，中国医学科学院肿瘤医院电子胃镜示胃底贲门癌。2019 年 4 月 17 日，中国医学科学院肿瘤医院上腹部增强 CT：贲门胃底部胃壁不规则增厚，最厚处约 2.1 cm，明显不均匀强化，浆膜面毛糙，考虑为癌；请结合临床。2019 年 4 月 19 日，中国医学科学院肿瘤医院病理检查：［胃（5 块）］低分化腺癌，Lauren 分型考虑混合型。

证候分析：患者素体脾胃虚寒，加之平素饮食不节，饥饱失常，忧思过度，致胃脘气机不畅，正气亏虚，从而邪毒痰瘀凝结，日久渐成癥积。患者脾胃虚寒，故胃脘隐痛，按之则舒服，常喜热饮；中阳不振，气血化生无源，故神疲乏力，面色萎黄，四肢不温，纳谷不振；脉细，舌淡红，苔白腻，皆为脾胃虚弱、中阳不振之象。病位在胃，病性属正虚邪实。

中医诊断：痞满、胃痛（脾胃虚寒证）。

西医诊断：胃癌。

针刺治法：散寒补脾。

针刺处方：电热针穴位取中脘、建里、天枢、足三里。毫针穴位主穴取曲池、三阴交、梁门、期门、下巨虚、外关、气海。肝气犯胃者配穴加太冲、期门、阳陵泉；腹胀甚者配穴加公孙；胃痛甚者，配穴加梁丘、内关。

操作：将电热针直刺入腧穴 0.7 寸，得气后接通电热针仪，给予 65 mA 电流，以患者局部有温热酸胀感且舒适为度，留针 30 分钟，每日 1 次。

疗程：每日 1 次，每周 5 次，10 次为 1 个治疗周期，90 次为 1 个疗程。该患者依从性可，治疗过程顺利，症状逐渐缓解，胃胀胃痛感逐渐消失。于 2019 年 10 月 30 日复查上腹部 CT 示贲门胃底部胃壁不规则增厚，较前稍减轻，较厚处约 1.3 cm，不除外与胃胀情况不同有关，浆膜面毛糙，请结合临床。患者病情好转。

按语：患者全身正气较虚，故取胃之下合穴足三里、脾经三阴交，扶助正气，调理脾胃，以梳理胃腑气机，使脾气升胃气降，中气有权，气血自有化源；局部取中脘、建里、天枢，以奏健脾化痰、和胃消胀、消积化癥之功，既可以消除胀满、缓解疼痛，更可以缩小瘤块。

第二节　肝癌的电热针治疗

一、诊治经验

1. 病因与治法

肝癌是消化系统最常见的恶性肿瘤之一，有原发性和继发性之分。前者指肝细胞或肝内胆管细胞发生的一种恶性程度较高的癌变，后者可因其他部位之癌瘤直接侵犯肝脏或通过淋巴、血液蔓延侵犯肝脏而发生。究其原因，多为患者机体免疫功能低下，或有肝炎、肝硬化，或进食含有黄曲霉毒素之大米、玉米、花生等导致肝细胞恶变。肝癌的临床早期症状不明显，仅有右上腹胀满疼痛明显，或肝区可触及质硬结节，纳呆、形体消瘦、面色萎黄。

肝癌早期，癥块初结，常见气机郁滞，治当疏肝理气、消癥散结，取肝俞以疏调肝脏经气，收背俞穴治脏之功；配手厥阴经穴内关，以疏通阴维，宽胸下气，助肝俞以调胸胁之气机；合足少阳胆经之阳陵泉，以疏利肝胆，行气散结；选足阳明胃经穴位足三里、足太阴脾经穴位三阴交，以维护脾胃中土之后天之本，取扶正祛邪之义；取痞根以消癥散结。诸穴共用，可奏疏调肝经瘀结之功效。

肝癌中期，癥块坚硬，脏腑受损，气血瘀阻，火热痰浊，稽留不去。临床可见胁痛、发热、黄疸、腹水、出血等。治当以和调脏腑、消癥散结为主。本方肝俞配期门，取之俞募配穴法，重在转输脏腑之气血，以和调肝胆之结滞；合足少阳胆经合穴、胆之下合穴阳陵泉，合治内腑，用以疏导肝胆经气，解郁散结，清泻邪毒；选癌根穴，旨在疏散肝脾痞结之气，使经气周流则邪无碍滞之害；合足三里、三阴交以维护脾胃中土之后天之本，取扶正祛邪之义。诸穴共用，可奏和调肝胆经气、散消痞结、清泻邪毒之功效。

肝癌晚期，癥块日积，正气耗散，津液亏损，治当扶肝健脾，以维系生机。本方取俞募配穴法以维护肝胆脏腑之经气，故肝俞配期门，使脏腑和而气血流通，经气不绝则生机不息，合脾俞、足三里以维护脾胃中土之后天之本。《金匮要略·脏腑经络先后病脉证第一》曰："见肝之病，知肝传脾，当先实脾。"故健脾运中、和调脾胃是预防肝病传变向逆的重要治则，这不仅适用于晚期之肝癌，对早、中期肝癌亦同样适用。《素问·经脉别论》曰："食气入胃，散精于肝，淫气于筋。"由此得知，肝脏的濡养离不开脾胃后天之本。本方之组合，重在调中养肝，调和肝脏气血，正切合晚期肝癌的治疗。

肝癌放、化疗的副作用主要是消化系统及造血系统的反应，故气血不足是其特征。本方四穴均为强壮穴。足三里为足阳明经合穴，重在维护中气以助气血之生化；取任脉之气海，元气所聚之处，以培元固本，必使脏腑之气不衰，肝脏得其所养；合谷为手阳明经原穴，与足三里相配，有调阳明经气、补益气血之功，况且阳明为多气多血之乡，气血充则经脉得养，与脾俞相配以维护脾胃中土之后天之本。诸穴共用，共奏补益气血、补益脾胃之气、濡养肝脏之功。

2. 中药治疗

本法是指在辨证用药的基础上，加入具有抗肝癌作用的药物。具体治法如下。①疏肝理气法：主要用于肝癌肝气郁结者，常用逍遥散合温胆汤或二陈汤。②化瘀消癥法：适用于肝癌血络瘀阻者，方选膈下逐瘀汤或鳖甲煎丸等。③解毒利湿法：适用于热毒炽盛、湿热内阻所致的黄疸、腹水，多用茵陈蒿汤合四苓散加味。④益肾柔肝法：适用于肝癌后期之肝肾阴虚证，方选六味地黄汤加味，伴有腹水者，加商陆、车前子、玉米须等化湿利尿药。⑤益气健脾法：适用于肝癌脾虚证，多用六君子汤加味。

以上各种治法，可以合并使用。例如，化瘀消癥合益气健脾法，解毒利湿法合益肾柔肝法。总之，临床应根据患者的病情变化灵活运用。常用的抗肝癌中药有：半枝莲、虎杖、小叶金钱草、冬凌草、土茯苓、板蓝根、茵陈蒿、莪术、枸杞子、土鳖虫、半边莲、蜈蚣、蛇莓、白英等。

3. 化学药物治疗

肝癌化疗的适应证：①饮食及体力状态较好；②肝肾功能及造血功能基本正常；③单纯型及硬化型Ⅰ、Ⅱ期不适宜手术治疗的患者及单纯型Ⅲ期一般状态较好的患者。化疗常用的药物：5-氟尿嘧啶、阿霉素、顺铂、氨甲喋呤、丝裂霉素C、长春新碱等。

4. 放射治疗

肝癌放疗的适应证：①患者体质尚好，肝功能基本正常，肝硬化不严重；②肝癌肿块比较局限，无远处转移。放疗时照射野面积不宜过大，一个照射野以100 cm² 左右为宜，每日组织量75~125 rad，总组织量在4000~6000 rad。放疗期间，小剂量常可增加放射敏感性。放疗中同时合用电热针、中药治疗，可减轻副作用并提高临床疗效。

5. 免疫治疗

在针、药治疗的同时，亦可配合免疫治疗。目前免疫疗法有自体或异体肝癌瘤苗、免疫核糖核酸、转移因子等。通过合并免疫治疗，患者一般状况都可有所改善，部分患者能延长生命，有的甚至可以临床治愈。

6. 注意事项

（1）肝癌是一种恶性程度较高、发展较快、预后较差的肿瘤。早期肝癌大多在体检中发现，手术治愈率较高，中晚期肝癌以化疗、放疗、电热针、中药治疗为主，针灸作为综合治疗中的一种重要手段，有着较好的效果。尤其在镇痛、改善胃肠道反应及减轻放化疗对造血系统的影响方面，都有很好的疗效。

（2）积极治疗肝癌前期病变很重要。如乙型肝炎、肝硬化，以中医药治疗为主，辅以针灸治疗，能起到防止肝癌发生的作用。

（3）针刺背俞穴及腹部穴，应注意针刺的方向及深度，慎防刺伤内脏。

（4）肝癌患者饮食以清淡细软、容易消化为上，忌食辛辣油腻及粗糙的食物。

（5）要注意肝癌患者的情绪变化，以乐观豁达为好，切勿忧郁恼怒。同时要有适当的活动，增强体质。选择适合的健康运动。

二、临证验案

1. 病例 （肝癌 气滞血瘀证）

徐某，男。

初诊：2018 年 3 月 26 日。主诉：右侧胁肋部疼痛 5 个月余。

现病史：患者 5 个月前出现肝区疼痛，经过腹部 CT 检查，发现肝部存在一大小为 10 cm × 8 cm 的肿块。在山东某医院接受了肝肿瘤切除手术（肝切除 3/5），术后一个月进行一次介入治疗，至今仍在持续治疗中。

刻下症：右肋下隐痛，腹胀，腰痛，纳眠可，二便调，舌质暗，苔白，脉弦。

个人婚育史：出生于北京，生活于此地，无烟酒不良嗜好。25 岁结婚，现配偶体健，育 1 子。有乙肝、肝硬化病史。否认食物、药物过敏史，否认家族遗传病病史。

望闻切诊：患者少神，面唇色暗，腹平坦，营养中等，全身皮肤黏膜无黄疸、出血点及蜘蛛痣，舌质暗，苔白。声嘶哑。浅表淋巴结未触及肿大，脉弦。

辅助检查：体温 36.6 ℃，脉搏 74 次/分，呼吸 18 次/分，血压 129/74 mmHg。甲胎蛋白：72.0 mg/L（2018 年 3 月 5 日）。

证候分析：患者中年男性，平素情志不畅，肝气失于条达，肝郁日久，气机阻滞，瘀血内停，凝聚日久，积而成块。面唇色暗、舌质暗均为气滞血瘀之象。

中医诊断：积聚（气滞血瘀证）。

西医诊断：肝癌，肝硬化。

治法：扶正祛邪，软坚散结，活血化瘀。

处方一（祛邪）：电热针取穴足三里、三阴交、曲池，毫针取穴中脘、下脘、建里、期门、神门、神庭、合谷、太冲、太溪、水道、提托、关元、天枢、梁门。

操作一：选定穴位，常规消毒皮肤。使用 ETN - J40 型电热针不施补泻手法，直刺足三里、三阴交、曲池，刺入深度 0.5 ~ 0.6 寸，接通 ETA - 01A 型电热针仪器［北博（北京）医疗器械有限公司］，电流量调至 50 ~ 55 mA，以温热或患者感到舒适为度。使用毫针直刺中脘、下脘、建里、期门、神门、神庭、合谷、太冲、太溪，刺入深度0.5~0.6寸；沿经络循行方向与水平成30°角斜刺水道、提托、关元、天枢、梁门。留针30分钟。

处方二（扶正）：电热针取穴督脉六支针（分六等份），毫针取穴肝俞、胆俞、膈俞、肾俞、太溪、三阴交。

操作二：选定穴位，常规消毒皮肤。使用ETN-J40型电热针不施补泻手法，沿经络循行方向与水平成30°角斜刺督脉，得气后接通ETA-01A型电热针仪器［北博（北京）医疗器械有限公司］，电流量调至50 mA，以患者感到针下胀而不痛为度，留针30分钟。使用毫针向脊柱方向斜刺其余各腧穴0.6寸，得气后留针30分钟。

疗程：每周5次，10次为1个周期，90次为1个疗程。

按语：本病治法为扶正祛邪，软坚散结，活血化瘀。处方一中，曲池调和气血、疏通经络，足三里健脾益气、生发胃气，三阴交可同时调补肝脾肾，三穴合用扶正祛邪、提高身体抗病能力；中脘、下脘、建里、天枢健脾和胃，补后天之本，期门健脾疏肝、理气活血，神门、神庭宁心安神，合谷、太冲一阴一阳调畅经脉气血。处方二中，督脉为阳脉之海，电热针刺督脉可温阳补虚，提升人体正气；背俞穴为五脏六腑之气输注之部位，针刺背俞穴可疏肝利胆、活血通络；太溪、三阴交补益肝肾。

治疗 90 次后，患者自觉症状不明显，两肋胀满消失，饮食、睡眠均改善，精力充沛，体力增加，如常人。2018 年 9 月 3 日复查腹部 CT：肝脏高密度影，请结合临床；必要时行进一步检查；脾大。检查所见：肝脏形态正常，轮廓完整，各叶比较正常，肝实质及肝周可见各个大小不等高密度影，胰腺形态大小正常，胰脏未见异常，胰管及胆囊管无扩张，脾脏体积增大，密度均匀。

患者为巩固远期疗效，每年治疗 1 个月余，治疗 30 次，每日 1 剂中药。2021 年 6 月 9 日治疗结束，复查腹部 CT（肝胆胰脾），影像所见：肝癌术后，肝硬化复查，肝内散在多发大小不等斑点状高密度影，周围较多高密度影，请结合临床病史；胰腺及所见双肾未见异常密度影，脾脏体积增大。诊断结果：肝硬化，肝癌术后复查，请结合临床病史，必要时行进一步检查。2023 年 6 月复查结果大致同前，患者病情平稳，生活质量较高。

2. 病例 （肝癌　肝脾两虚证）

林某，女，32 岁。

初诊：2007 年 5 月 4 日。主诉：右上腹隐痛 3 年，加重 2 个月余。

现病史：患者出生后即被查出是乙肝病毒携带者，多年来未有特殊不适，3 年前无明显诱因出现右上腹胁肋部时有隐隐作痛，未予重视，近 2 个月来出现右上腹隐痛加重，为求进一步诊治来我科就诊。

刻下症：患者食欲不振，口干，心悸，头晕，目眩，四肢无力，活动后加重，失眠，面色不华，舌淡而胖，苔少，脉细。

个人婚育史：出生于北京，生活于此地，无烟酒不良嗜好。14 岁月经初潮，周期 28～30 天，24 岁结婚，现配偶体健，育 1 女。乙肝病毒携带病史。否认食物、药物过敏史。否认家族遗传病病史。

望闻切诊：患者少神，面唇色暗，腹平坦，营养中等，全身皮肤黏膜无黄疸、出血点及蜘蛛痣，舌淡而胖，苔少。声嘶哑。浅表淋巴结未触及肿大，脉细。

辅助检查：腹部 MRI 示肝右叶有一 5 cm×3 cm 大小肿块，考虑为恶性肿瘤病变。乙肝病毒抗体阳性，乙肝病毒核心抗体阳性，乙肝病毒表面抗体阳性，乙肝病毒表面抗原阴性。血常规指标：WBC 3.4×10^9/L，RBC 4.6×10^{12}/L，中性粒细胞计数（NEUT）0.94×10^9/L，Hb 129 g/L，PLT 80×10^9/L。生化指标：谷丙转氨酶（ALT）80.7 U/L，谷草转氨酶（AST）139.9 U/L，总胆红素（TBil）49.91 μmol/L，结合胆红素（DBil）33.5 μmol/L，尿素氮（BUN）5.86 mmol/L，肌酐（Cr）60.9 μmol/L，K$^+$ 3.67 mmol/L，Na$^+$ 142.3 mmol/L，Cl$^-$ 106.3 mmol/L。肿瘤标记物 CEA 3.92 ng/ml，CA 125 22.12 U/ml，CA 15-3 19.66 U/ml，CA 199 0.60 U/ml，甲胎蛋白（AFP）456.40 ng/ml。

证候分析：患者青年女性，先天感受邪毒，平素未有重视，加之长期喜饮酒致肝脾受损，肝血亏损，不能濡养肝络，故胁肋痛；肝胆气血亏虚，不能上荣，故头晕、目眩；阴虚易生内热，故口干、心悸、失眠。舌淡而胖，苔少，脉沉细，皆为肝脾气血双亏之象。

中医诊断：肝积（肝脾两虚证）。

西医诊断：肝癌（乙型肝炎）。

治法：健脾疏肝理气，软坚散结，活血化瘀。

处方：电热针选取内关、阳陵泉、足三里、三阴交、肝俞、脾俞、肾俞、中脘、梁门、天枢。

操作：选定穴位，常规消毒皮肤，以电热针直刺内关、阳陵泉、足三里、三阴交各0.7寸，斜刺肝俞、脾俞、肾俞各0.8寸，直刺中脘、梁门、天枢各0.7寸，接通电热针仪，每个穴位分别给予电流量50 mA，以患者感到温热或胀感为度，留针40分钟。

毫针配穴：头晕加百会，头痛加头维、太阳；肝气郁滞加太冲、外关以并解郁；胃脘痛加中脘、梁门、天枢。

疗程：每周5次，10次为1个周期，90次为1个疗程。

中药治法：健脾疏肝理气。

中药处方：

半枝莲30 g	茯苓15 g	白术20 g
党参30 g	蜈蚣2条	柴胡15 g
山慈菇30 g	白花蛇舌草30 g	三七粉3 g

徐长卿 15 g   延胡索 15 g   白芍 15 g

焦三仙 (各) 15 g   甘草 6 g   生蒲黄 10 g

木香 10 g   酸枣仁 30 g

30 剂，水煎服，分 2 次服用，早晚各 1 次。

按语： 患者肝癌早期，癌块初结，常见气机郁滞之象，治当疏肝理气，消瘀散结，取肝俞以疏肝理气，取脾俞、肾俞治脏之功；配手厥阴心包经内关，以通阳维，宽胸下气，助肝俞以调胸胁之气机；取足少阳胆经之阳陵泉以梳理肝胆，行气散结；取足阳明胃经之合穴足三里，脾经之三阴交扶助脾胃，以资生化之源。该患者共接受 2 个疗程的电热针治疗；配合中药汤剂，每日 1 剂，早晚各 1 次；配合化疗，中西医结合，治疗过程顺利，疗效较满意。治疗结束后复查腹部 MRI 示"右肝叶肿块基本消失"，肝功能正常，乙肝病毒量减少，患者精力充沛。跟踪随访至今，患者健康，在新加坡工作。

第三节　大肠癌的电热针治疗

一、诊治经验

1. 病因与治法

大肠癌包括直肠癌及结肠癌，其中以直肠癌为最多，占整个大肠癌的半数以上，其次是乙状结肠癌，约占 1/8，其下依次为升结肠癌、盲肠癌、降结肠癌、横结肠癌，以及肝曲和脾曲部位的癌肿。大肠癌的发病率仅次于胃癌和食管癌，居消化道肿瘤的第三位。中医认为，本病在"肠覃""脏毒""肠风""下痢""肠澼""下血"等病证中有类似的描述。

直肠癌常见症状有脓血便、黏液血便、下坠感或里急后重感，大便形状不规则；腹痛、腹胀、排便困难、便次增多、便秘或腹泻交替出现。肛门指检能触及肿块，形状不规则，并可见指套染脓血。直肠镜或乙状结肠镜检查可见直肠肿块。钡剂灌肠检查有充盈缺损、黏膜破坏，肠腔狭窄、僵硬或局部梗阻等征象。病理检查可证实诊断。

结肠癌临床常表现为腹胀，腹泻，腹部不适，大便习惯改变或腹泻与便秘交替出现，血便、黏液便或黏液血便，可有结肠梗阻症状和体征，消瘦，贫血或体重减轻。腹部可触及包块。乙状结肠镜与纤维结肠镜检查能见结肠有溃疡、肿块、狭窄，活体组织病理检查证实诊断。X 线钡剂灌肠可见结肠腔有充盈缺损、黏膜破坏，或里急后重，或便溏，或便秘，舌暗红有瘀斑，苔薄黄，脉弦数。

大肠癌早期，癥块瘀结，大肠腑气不通，传化失常，治疗当以疏导腑气为主。本方天枢配大肠俞，为俞募配穴法，重点在于疏导肝胃之气滞，胃气和顺，中焦气机升降出入有序，邪气则无郁结之弊。

大肠癌中期，肿块渐大，正气已虚，临床多见虚实相杂，治疗当在祛邪的同时处处顾护正气。本方取俞募配穴法，以天枢配大肠俞，疏导大肠腑气，在此基础上取足阳明胃经的合穴足三里，合治内腑，不仅有调和胃肠、疏导气机、清化湿热之功，且能补益元气，助脾胃以生化气血，从而达到扶正祛邪之目的。诸穴合用，共奏疏理胃肠、祛邪散结、益气补中之功效。

大肠癌晚期，癥块渐大，正气日损，气血津液耗竭，治疗当补益元气。在治疗中期大肠癌的基础上加任脉之气海穴，重在培土补元。气海与足三里相配，更有补益脏腑元气之功。足三里益胃，胃乃五脏六腑之海，加上气海，则胃气充，脏腑得养。诸穴共用，可奏益气培元、调和胃肠的功效。

大肠癌手术及放疗、化疗的副作用主要反映在脾胃气虚、元气亏损上。本方三个穴都是强壮穴，取足阳明经合穴足三里，主要在于维护中气以生气血；配气海穴，有助胃气以充元气；配合谷穴，乃取手足阳明同调之意，胃肠调和则水谷精微吸收，人体得养，正气日充。故三穴合用，可以培土补元以生气血，和调胃肠以泽脏腑。

夏玉清教授认为，直肠癌患者多为脾胃受损、脾失运化、胃失受纳、胃肠气滞故而腹胀，脾虚生湿、湿热下注、肠腑功能失司故而腹泻；慢性病程、脏气亏虚、脏腑功能失调、水液代谢失常而致浮肿；脾失健运、营养物质不能输送全身故而周身疲乏；脾虚生湿，蕴湿生热，湿热蕴结于下焦，肾与膀胱气化不利故而小便不畅、排尿困难。结合舌胖嫩，苔黄腻，脉细数，辨证多为脾虚湿热证。

因此，夏玉清教授以电热针治疗直肠癌，多取天枢、足三里、三阴交、中脘、建里、梁门、曲池、阴陵泉、外关、关元、水道、提托、合谷。以电热针联合毫针外治，取穴以足太阴脾经、任脉、足阳明胃经穴位为主；中药内服方取六君子汤加减。针药并用健脾理气，调和脏腑。

2. 注意事项

（1）大肠癌手术治疗效果较好，因此，"早期发现，早期诊断"是治疗大肠癌的关键，术后再采用针灸康复疗法。中晚期大肠癌，一般临床采用术后放化疗或放化疗配合中药治疗。针灸作为综合治疗的一种手段，可提高患者自身的免疫功能，减少放化疗的副作用，在止痛、减轻对消化系统及造血系统的副作用方面有良好的效果。

（2）积极治疗大肠癌前期病变是预防大肠癌的重要措施。中医学的针灸疗法对癌前期病变有着较好的治愈效果。

（3）针刺背俞穴，要掌握好针刺的方向、深度；针刺关元时要求患者排空膀胱后再施术，慎防刺伤内脏。

（4）注意患者的饮食卫生，不洁食物与发霉变质的食品不能食用。有文献报道，大肠癌与食入不洁及发霉食品有一定的关系。少吃油煎滋腻的食品，多吃新鲜蔬菜和水果。

（5）在康复后，适当参加体育活动，如散步、练气功、打太极拳等。

（6）大肠癌术后的人工肛门要严格消毒，勤洗勤换，保持清洁，以防假肛发炎。

二、临证验案

病例 （直肠癌 脾虚湿热证）

刘某，女，58 岁。

初诊： 2020 年 1 月 8 日。主诉：直肠癌术后 10 个月余。

现病史： 因直肠癌于 2019 年 3 月 6 日行腹腔镜下直肠腺瘤前切除术，术后予奥沙利铂 + 卡培他滨全身化疗 6 周期。患者肝肾功能异常，精神欠佳，全身浮肿，周身疲乏无力，活动受限，食欲不振，腹胀，大便 5～6 次/日、便质稀溏，排尿不畅，口干口苦，舌质红、胖嫩，苔黄腻，脉细数。

刻下症： 患者全身浮肿，周身疲乏无力，活动受限，食欲不振，腹胀，大便 5～6 次/日、便质稀溏，排尿不畅，口干口苦，舌胖嫩，苔黄腻，脉细数。

个人婚育史： 出生于北京，生活于此地，无烟酒不良嗜好。14 岁月经初潮，周期 28～30 天，50 岁绝经。22 岁结婚，现配偶体健，育 1 子。否认食物、药物过敏史，否认家族遗传病病史。

望闻切诊： 患者少神，面唇色淡白，腹平坦，营养中等，全身皮肤黏膜无黄疸、出血点及蜘蛛痣，舌质红、胖嫩，苔黄腻。声正常。浅表淋巴结未触及肿大，脉细数。

证候分析：患者为中年女性，脾胃受损，脾虚则运化失常，水湿内停，日久化热，形成湿热内蕴之证。舌质红、胖嫩，苔黄腻，脉细数，均为湿热内蕴之象。

中医诊断：肠积（脾虚湿热证）。

西医诊断：直肠中分化腺癌术后及6周期化疗后并发症。

治法：健脾祛湿，活血清热。

处方：电热针取穴天枢、足三里、三阴交，毫针取穴中脘、建里、梁门、曲池、阴陵泉、外关、关元、水道、提托、合谷。

操作：电热针直刺天枢、足三里、三阴交各0.6寸，得气后每个穴位分别给予电流强度60 mA，留针30分钟。毫针直刺中脘、建里各0.5寸，沿经脉循行方向30°角斜刺梁门0.5寸，直刺曲池、阴陵泉、外关、关元、水道、提托、合谷各0.6寸，得气后留针30分钟。

疗程：每日1次，每周5次，10次为1个治疗周期。每个治疗周期结束后休息3~5天，再开始下个周期的治疗。电热针联合毫针外治90余次，患者行动自如，食纳可，二便调，睡眠安，舌质淡，脉细。患者近期复查肝肾功能未见异常，余大致同前。

按语：患者疾病明确，即直肠中分化腺癌术后及6周期化疗后并发症。中医诊断为肠积（脾虚湿热证），脾胃受损、脾失运化、胃失受纳、胃肠气滞故而腹胀，脾虚生湿、湿热下注、肠腑功能失司故而腹泻；慢性病程、脏气亏虚、脏腑功能失调、水液代谢失常而致浮肿；脾失健运、营养物质不能输送全身故而周身疲乏；脾虚生湿，蕴湿生热，湿热蕴结于下焦、肾与膀胱气化不利故而小便不畅、排尿困难。结合舌质红、胖嫩，苔黄腻，脉细数，辨证"脾虚湿热证"。本病以脾虚为本，大肠湿热为标。夏玉清教授取穴以足太阴脾经穴、任脉穴、足阳明胃经穴为主，采用电热针联合毫针外治，方用六君子汤加减内服，针药并用以健脾理气，调和脏腑。经过90余次治疗后，患者精神明显好转、行动自如，至今病情稳定，生活质量较前提高。

第四节　胃癌前病变的电热针治疗

一、诊治经验

慢性萎缩性胃炎，是一种慢性消化系统疾病，其特征在于胃黏膜上皮和腺体的萎缩、数目减少，胃黏膜变薄，黏膜基层增厚，或伴随幽门腺化生和肠腺化生，以及不典型增生。该病往往呈现出上腹部隐痛、胀满、嗳气、食欲不振、消瘦、贫血等症状，并无特异性，是一种多致病因素性疾病或癌前病变。

慢性萎缩性胃炎的临床表现不仅缺乏特异性，而且与病变程度并不完全一致。通常会出现胃脘部胀满、疼痛，胃部灼热、消化不良、大便异常、虚弱无力、贫血等症状。其病因与幽门螺杆菌感染、不良饮食习惯、免疫因素、胆汁或十二指肠液反流、体质及遗传因素等有关。

夏玉清教授认为，慢性萎缩性胃炎患者多为脾胃虚弱、饮食不节导致脾阳不足，中焦虚寒、胃脘失温养，故胃脘部不适，不喜冷食品；脾虚中寒，水不运化而上逆，故反酸；脾主肌肉而健运四旁，中阳不振，则健运无权，肌肉筋脉皆失其温养，所以乏力，手足不温。舌质暗红，苔白，脉缓，为脾胃虚弱之象。综合观察舌脉症，诊断为胃病，证属脾胃虚寒。

夏玉清教授常采用电热针治疗萎缩性胃炎伴肠化、不典型增生等癌前病变。电热针组穴包括足三里、三阴交、中脘、建里，以扶正补脾。足三里既是足阳明胃经的合穴，又是胃腑之下合穴，合治内腑，电热针刺足三里，以温通经络、调和气血、强脾健胃；三阴交为肝脾肾三经之交会穴，并归属脾经，电热针直刺三阴交，不仅温补调理脾胃气血，还能调补肝肾，从而调节全身机能，增强机体抗病能力，有利于患者恢复。中脘为胃之募穴、八会穴之腑会，能健运中州，理气止痛。而建里具有健脾和胃的功效，能够促进食欲，健运脾胃，补人体之虚。

二、临证验案

病例 （慢性萎缩性胃炎 脾胃虚寒证）

吴某，女，57 岁。

初诊：2020 年 3 月 28 日。主诉：胃脘部不适 11 年。

现病史：患者于 11 年前出现胃部不适，多隐隐作痛、不喜冷食、乏力，经过治疗不见好转，此后上述症状时轻时重，2019 年 6 月 4 日症状明显加重，胃镜及病理检查提示：慢性萎缩性胃炎；幽门螺杆菌（＋）；（窦 P）黏膜轻度慢性炎症，固有腺体减少，黏膜肌增生，淋巴细胞聚集，局灶上皮肠化伴重度不典型增生，符合慢性浅表性萎缩性胃炎表现。

刻下症：胃部隐痛，食后尤甚，不喜食冷，神疲乏力。

个人婚育史：出生于北京，工作、生活于此地，无烟酒不良嗜好。14 岁月经初潮，月经周期 28～30 天，经期 5～7 天，27 岁结婚，配偶体健，育 1 女。否认家族遗传病病史。

望闻切诊：患者有神，形体端正，行动自如，舌暗红，苔薄白。发音自然，无病体异味。皮肤温、湿润，手足凉。

证候分析：患者胃部隐痛，不喜食冷，神疲乏力，为脾阳不足，中焦虚寒、胃脘失温养，证属脾胃虚寒。

中医诊断：胃痛（脾胃虚寒证）。

西医诊断：慢性萎缩性胃炎。

治法：温中散寒、健脾和胃。

处方：电热针穴位取足三里、三阴交、中脘、建里，毫针穴位取梁门、曲池、合谷、外关、阴陵泉、太溪、太冲、水道、提托、关元、天枢。

操作：选定穴位，常规消毒皮肤。使用电热针不施补泻手法，直刺足三里、三阴交、中脘、建里，刺入深度 0.5～0.6 寸，接通电热针仪器，电流调至 50～55 mA，以温热或舒适为度。使用毫针直刺曲池、合谷、外关、阴陵泉、太溪、太冲，刺入深度 0.5～0.6 寸；沿经络循行方向与水平成 30°角斜刺水道、提托、关元、天枢、梁门。留针 30 分钟。

疗程：每周 5 次，10 次为 1 个治疗周期。

中药治法：温中散寒、健脾和胃。以《太平惠民和剂局方》四君子汤加减。

中药处方：

党参 20 g	白术 15 g	茯苓 15 g
延胡索 15 g	砂仁 15 g	半枝莲 30 g
山慈菇 20 g	白花蛇舌草 30 g	焦三仙（各）15 g
山药 15 g	薏苡仁 15 g	三棱 6 g
莪术 6 g	干姜 6 g	黄连 15 g
代赭石 15 g	甘草 6 g	

每日 1 剂，水煎服，早晚各 1 次。

连续治疗 90 次后，复查胃镜及病理（2020 年 12 月 20 日）示：慢性胃炎；（窦 P）黏膜轻度慢性炎症，固体减少，黏膜肌增生。

按语：电热针治疗萎缩性胃炎伴肠化、不典型增生此类癌前病变，电热针组穴：足三里、三阴交、中脘、建里以扶正补脾。足三里既为足阳明胃经之合穴，又为胃腑之下合穴，合治内腑，电热针刺足三里，以温通经络、调和气血、强脾健胃；三阴交为肝脾肾三经之交会穴，并归属脾经，电热针直刺三阴交，不仅温补调理脾胃气血，还能调补肝肾，从而调节全身机能，增强机体抗病能力，有利于患者恢复。中脘为胃之募穴、八会穴之腑会，能健运中州，理气止痛。而针刺建里具有健脾和胃的功效，能够促进食欲，健运脾胃，补人体之虚。四君子汤出自《太平惠民和剂局方》，方中白术、茯苓理气化湿，人参健脾益气，甘草调和诸药，诸药合用，共奏健脾理气、行气通络之功。夏玉清教授认为，四君子汤中人参为回阳救逆之药，其温补之力过于彪悍，而党参善能补脾益肺，功似人参而性平力稍，自拟党参汤（党参、白术、茯苓各 10～15 g，甘草 6～10 g）临床治疗胃痛、萎缩性胃炎疗效颇佳。疼痛较重加延胡索、砂仁各 10～15 g；气滞痞满加枳壳、莱菔子各 10～15 g；脾虚甚者加山药 15 g；血瘀者加三棱、莪术各 6～10 g。

第五节　胆囊癌的电热针治疗

一、诊治经验

胆囊癌是一种罕见但具有严重威胁的恶性肿瘤，诊断和治疗都具有挑战性。胆囊癌的早期症状常常不明显，易被忽视，因此要加强对高危人群，如有胆囊结石、慢性胆囊炎等疾病史的人群的筛查和监测。超声检查是常用的筛查手段之一，对于早期发现胆囊肿块具有重要意义。中医认为，本病属于"胁痛"的范畴。中医认为，情志不畅、饮食不节、肝胆湿热等因素可以导致胆气郁结，最终形成胆石或胆囊癌等疾病。因此，中医治疗胆囊癌的重点是疏肝解郁、清热利湿，以及调节整体的阴阳平衡。胆囊癌的治疗主要依赖手术，手术切除是目前治疗胆囊癌的首选方法。术前评估患者的手术适应性和手术风险，术后加强对患者的护理，对于提高手术成功率和患者生存率具有重要作用。

夏玉清教授认为胆囊癌多因情志抑郁、肝胆郁结、疏泄失常；或过食肥腻、内蕴湿热阻于肝胆、胆汁排泄不畅而内毒生癌，虚实夹杂。治疗以疏肝利胆，扶正祛邪为主要原则。选用曲池、足三里、三阴交等主要腧穴，并采用电热针疗法进行治疗。通过电热针刺激这些穴位，具有良好的健脾胃作用，有助于疏通经络，调和气血，提高免疫力，缓解术后不适感。在电热针治疗的同时，配合使用毫针进行温补扶正，采用平补平泻的方法。选取中脘、建里、天枢、期门、章门、梁门、阴陵泉、太冲、太溪等腧穴，以调补肝肾，疏通经络。辅以中药治疗，以疏肝利胆、健脾益气、养血生津为治疗方向，与针灸相辅相成，共同作用，以达到扶正祛邪之目的。胆囊癌患者应注意饮食调养。避免食用粗糙、黏稠、油腻、煎炒的食物，宜选择富有营养、易吞咽、润滑的食物，如米仁粥、山药粥、糯米粥、牛奶、蛋汤、新鲜蔬菜及水果。尤其要将蔬菜切成细末以利于消化吸收。患者在接受针灸治疗期间，应适当参加一些体育运动，有助于促进血液循环、增强免疫力，但需避免剧烈运动，以免影响身体康复和治疗效果。

二、临证验案

病例 （胆囊癌　肝胆湿热证）

王某，女，27岁。

初诊：1988年5月26日。主诉：发现胆囊癌2个月余，胆囊癌术后10余天。

现病史：患者在1988年2月初开始间歇性高热，社区医院诊断为败血症、发热待查。3月初来北京某医院经超声检查发现"胆囊肿块"，后转至北京协和医院诊治，于5月10日在麻醉下行胆囊切除术，手术及术后恢复顺利。病理诊断为胆囊乳头状腺瘤（黏液瘤胆囊癌）；术后创口愈合，于5月23日回3月初就诊的医院接受电热针治疗。

刻下症：患者食欲不佳，时有恶心呕吐，时有腹胀，自觉乏力、心烦，身黄目黄，口苦，情绪低落，寐差，小便黄，大便略干。

个人婚育史：出生于北京，生活于此地，无烟酒不良嗜好。14岁月经初潮，周期30天，22岁结婚，现配偶体健，育2子。否认食物、药物过敏史，否认家族遗传病病史。

望闻切诊：患者少神，面黄唇色淡，腹平坦，营养中等，全身皮肤黏膜无黄疸、出血点及蜘蛛痣，舌胖嫩，苔黄腻。语声正常。浅表淋巴结未触及肿大，脉弦滑。

腹部超声：右肝后叶可见1.3 cm×1.5 cm肿物，右叶外侧有1.5 cm×0.5 cm强回声，后有声影，胆管0.5 cm，门静脉1.0 cm，胆囊切除，胰头0.5 cm，胰体0.9 cm，胰尾0.9 cm。超声提示肝右后外叶胆管结石；肝右叶囊肿；胆囊切除术后。

证候分析：患者青年女性，感受湿热之邪，脾胃失和、脾失健运，胃气上逆故而食欲不振、恶心呕吐、腹胀满；术后气血受损，故乏力；胆热上蒸，故口苦；胆汁外溢，故身黄目黄，小便黄；湿热扰神，故心烦寐差。舌胖嫩，苔黄腻，脉弦滑。综观舌脉症，辨病为黄疸，证属肝胆湿热。

中医诊断：黄疸（肝胆湿热证）。

西医诊断：胆囊癌术后。

治法：疏肝利胆，扶正祛邪。

处方：电热针穴位取曲池、足三里、三阴交，毫针穴位取中脘、建里、天枢、期门、章门、梁门、阳陵泉、太溪、太冲。

操作：电热针直刺曲池、足三里、三阴交各0.6寸，得气后接通电源，分别给予60 mA电流，以患者感到针下胀而不痛、舒适为度，留针40分钟。毫针直刺中脘、建里、天枢各0.6寸，斜刺期门、章门、梁门各0.7寸，直刺阳陵泉、太溪、太冲各0.5寸，得气后留针40分钟。

疗程：每日1次，10次为1个治疗周期，若无不适可连续治疗，90次为1个疗程。

中药治法：健脾疏肝，清热化痰。

中药处方：

茯苓15 g	延胡索15 g	砂仁10 g
山慈菇15 g	党参15 g	白术15 g
金银花10 g	紫花地丁10 g	茵陈20 g
栀子20 g	柴胡15 g	白花蛇舌草30 g
郁金10 g	法半夏15 g	鱼腥草15 g
蒲公英20 g	连翘15 g	枳壳10 g
厚朴10 g	半枝莲30 g	石斛15 g
陈皮6 g	大黄6 g	甘草6 g

共10剂，每日1剂，水煎服，早晚各1次。

按语：该患者感受湿热之邪，脾虚运化失职，脾虚生痰，痰湿互结，阻滞经络，气滞、痰阻、血瘀，互结一体，内毒由生，则生癌变。经过手术后，患者正气受损，亦有气滞血瘀，虚实夹杂。治以疏肝利胆，扶正祛邪。电热针疗法主要选穴为曲池、足三里、三阴交，实践证明此方案具有很好的健脾和胃的作用。再配以毫针刺法，选取中脘、建里、天枢、期门、章门、梁门、阳陵泉、太冲、太溪等腧穴，采用平补平泻法，意在调补肝肾，疏通经络。同时辅以中药，疏肝利胆健脾，益气养血。针药配伍，相辅相成，共同作用，以达到扶正祛邪之目的。该患者术后未行放疗、化疗，用中药、针灸积极治疗，预防复发和转移，后复查超声和化验均未见异常。该患者随访至今，仍然维持正常的生活和工作。

第四章　电热针治疗呼吸系统肿瘤

第一节　肺癌的电热针治疗

一、诊治经验

1. 病因

肺癌是最常见的呼吸系统肿瘤，多因吸烟或工业废气、化学及放射性物质、粉尘等长期吸入和刺激，造成肺部慢性炎症，机体免疫功能低下，从而导致气管上皮细胞发生恶变。吸烟与肺癌关系尤其密切。中医认为，本病属于"肺积""咳嗽""痞癖"等范畴。多因风、痰、热、瘀等邪毒乘虚而犯肺，肺失清肃之令，气道受阻，邪毒内结，日久形成肿块，癥块日大，正气亏损，肺之气阴耗竭所致。本病临床多见正虚邪实的表现，故早期多以实证为主，中期则以虚实夹杂证为主，晚期则多以虚证为主。

2. 分期施治

（1）肺癌初期。此期临床症状主要是咳嗽，反复难愈，咳痰时少时多，总以外邪乘虚犯肺，或风痰热毒瘀结于肺的征象比较突出，故常表现为实证。治疗当以祛邪散结为主，辅以补益肺气。肺俞可助风门宣肺透邪，同时可疏导肺脏之气，太渊补肺，降逆止咳。

（2）肺癌中期。此期邪毒日积，癥块日大，此时咳嗽、胸痛、咯血等症俱见，癥块在肺，元气亏损，津液耗伤，故在临床多见虚实夹杂证，治疗要扶正祛邪兼顾。夏玉清教授以肺俞配中府，取俞募配穴法，重在转输肺脏之气，以行宣肃之令，肺气宣则风痰邪毒无结滞之地，肺气肃则痰热瘀毒无稽留之害；配肺经之合穴尺泽，以宣泄肺经邪气；选手少阳三焦经之穴支沟，旨在疏通三焦气机，使三焦之气得以开泄，以祛除肺之痰热郁积；取足阳明经合穴足三里培本补气，培土生金，中焦脾胃化源不竭，则肺金得养。诸穴合用，共奏扶正祛邪之功效。

（3）肺癌晚期。此期多是气阴俱损或阴阳两虚之表现，此时虽然病位在肺，但常累及肾，因此，"肺脾同治，肺肾同调，扶本培元"是治疗肺癌晚期的常用治则。夏玉清教授仍采用俞募配穴法，肺俞配中府以转输肺脏之气；配肺之原穴太渊，以补肺气，助肺脏经气之转输；取膏肓是因癥积日久，邪毒深陷，针膏肓以除邪散结，驱邪外出；用气海以壮阳气，具有补肺降气之功，使晦气得以升降出入；合心经之原穴神门，以宁心安神，心肺同居上焦，又为宗气之所聚，其司呼吸而贯心脉，若神安而心脉充，则有利于晦气之开合及上焦的宣通；

选肾俞，以温肾益气，有助于固先天之本。

（4）肺癌术后、放疗后、化疗后。此期临床主要表现是肺之气阴不足。因此，补益肺气、滋养肺阴是其治疗原则。夏玉清教授取肺俞为主穴，用以调和肺脏之气；选气海以益气培本，收敛气补肺之功；用足三里以培补真气，养胃生津。胃乃五脏六腑之海，主润宗筋，主束骨而利关节，胃又为后天之本，胃气不绝，则药后能发挥作用，肺气得充，生机不息也。上述穴位为肺癌术后及放疗、化疗时扶正培本的必选穴位。

3. 注意事项

（1）针刺背俞穴及中府时，要特别注意针刺方向和深度，防止刺伤肺脏，引起气胸、血胸等不良反应。

（2）肺癌患者要严格掌握饮食禁忌，禁烟、酒和辛辣刺激食品，饮食物宜清淡，以新鲜蔬菜、水果为好。可多食香菇、木耳、河鱼等，少食油腻厚味及不易消化的食品。

（3）患者生活要规律，早睡早起，可到户外呼吸新鲜空气，适当参加体育活动，如打太极拳、练气功、散步等。患者应保持精神愉快，避免精神刺激。

（4）针灸仍是肺癌辅助治疗方法，肺癌的治疗原则为：①早期以手术为主；②中期主要是综合治疗，控制肿瘤发展，创造有利于手术的条件；③晚期在运用化疗、放疗的同时配合针灸及中药，以辅助治疗。针灸对改善肺癌各期的症状和提高患者的免疫功能有着良好的功效。

4. 病机与治法

夏玉清教授认为，癌病是发生于五脏六腑或四肢的一类恶性疾病，多由正气亏虚、邪毒内侵所致。患者素体虚弱，正气不足，气虚无力推动血行，气血津液运行失常，邪毒内侵，气血邪毒搏结阻于肺脏，日久积聚而成瘤。肺脉受阻，肺宣降之能受阻，故常见咳嗽。舌象常见舌质红、苔薄白，脉细亦为气虚血瘀之象。综观舌脉症，辨病为癌病，其证常属气虚血瘀型。

因此，夏玉清教授以电热针治疗肺癌，多取曲池、足三里、三阴交疏调局部经筋气血，活血通络；曲池、足三里为手、足阳明经的合穴，二穴共用可调补阳明经气血，扶正祛邪；三阴交为脾经腧穴，且为三阴经交会穴，可健脾和胃，调补肝肾，行气活血，疏经通络。

二、临证验案

1. 病例 （肺癌　肺脾气虚，痰瘀互结证）

孙某，女，57岁。

初诊：2019年12月10日。主诉：胸闷3个月余，加重伴双下肢瘫痪无力1个月余。

现病史：患者3个月前乘车时背部受撞击出现间断胸闷，未予重视。后出现胸闷突然加重，2019年10月26日就诊于某肿瘤医院查胸片示左侧胸腔积液（具体不详），行胸腔积液引流，引流液呈淡红色，行细胞学检查未找到癌细胞。口服阿奇霉素分散片，10 月 26 日至 11 月 4 日共引流 4 次，每次约 1000 ml，后 2 次胸腔引流液呈淡黄色。11 月 4 日下午患者突发双下肢无力，无法行走，于中国中医科学院广安门医院查脊柱 MRI 考虑椎管内占位病变所致，于 2019 年 11 月 6 日入住首都医科大学宣武医院（简称"宣武医院"），行椎管内肿瘤切除术，切除物病理检测考虑为分化差的癌，暂不支持子宫内膜来源。2019 年 11 月 21 日于宣武医院行 PET – CT，综合考虑为左肺肺癌伴淋巴结、胸膜、骨、椎管内转移可能性大。行左肺穿刺活检示低分化癌，伴有神经内分泌分化。患者为求中西医结合治疗，来我院就诊。

刻下症：患者卧床，背部疼，咳嗽咳痰，咳白色黏液痰，双下肢活动不能，纳眠可，留置导尿，大便干，每日一行。

个人婚育史：出生于北京，生活于此地，无烟酒不良嗜好。14 岁月经初潮，周期 28~30 天，48 岁绝经。27 岁结婚，现配偶体健，育 1 女。乙肝、肝硬化病史。否认食物、药物过敏史。否认家族遗传病病史。

望闻切诊：患者少神，面唇色暗，腹平坦，营养中等，全身皮肤黏膜无黄疸、出血点及蜘蛛痣，舌红，苔略厚腻。声嘶哑。浅表淋巴结未触及肿大，脉弦滑。

辅助检查：2019 年 11 月 21 日，宣武医院 PET – CT 示肺门及左肺下叶占位，纵隔多发肿大淋巴结，左侧胸膜多发结节影，左侧第5~6、8~9后肋及胸4~9椎体骨质破坏，左侧胸腔积液，乙状结肠局部显影较明显，必要时行肠镜检查；肠系膜多发增大淋巴结，脂肪肝，子宫切除术后综合考虑为左肺肺癌伴淋巴结、胸膜、骨、椎管内转移可能性大。

证候分析：患者为老年女性，宿有旧疾，机体脏腑阴阳偏衰，气血功能紊乱，损伤正气，加之外伤诱发痰瘀互结，阻滞体内而发病。肺脾气虚，肺失宣降，故咳嗽咳痰；正气虚衰，痰瘀互结胸中，故胸痛、背痛，双下肢无力；综合舌脉，皆为本虚标实之象，证属肺脾气虚，痰瘀互结。

中医诊断：肺癌（肺脾气虚，痰瘀互结）。

西医诊断：椎管内低分化癌（T4、T5、T8），左肺肺癌淋巴结、胸膜、骨、椎管内转移。

治法：补肺健脾益气，祛痰散瘀。

处方：电热针选穴曲池、足三里、三阴交。毫针配穴：百会、膻中、中脘、气海、关元、上巨虚、下巨虚等。

操作：选定穴位，常规消毒皮肤，电热针直刺曲池、足三里、三阴交各0.7寸，接通电热针仪，给60 mA电流，以患者感到胀而温热舒适为度，留针40分钟。使用毫针平刺百会、膻中，刺入深度0.5~0.6寸；沿经络循行方向与水平成30°角斜刺中脘、气海、关元、上巨虚、下巨虚诸穴，刺入深度0.5~0.6寸。

疗程：每周5次，10次为1个治疗周期，90次为1个疗程。

中药治法：健脾益气。

中药处方：

党参 20 g	白术 15 g	白扁豆 10 g
陈皮 10 g	山药 20 g	莲子 6 g
砂仁 6 g	炒薏苡仁 12 g	桔梗 10 g
半枝莲 10 g	山慈菇 15 g	桃仁 10 g
红花 10 g	法半夏 9 g	茯苓 10 g
百合 10 g		

10 剂，每日 1 剂，水煎服，早晚各 1 次。

按语：癌病多由于正气内虚，感受邪毒，情志失调，饮食损伤，宿有旧疾等因素，致脏腑功能失调，气血津液运行失常，产生气滞、血瘀、痰凝、湿浊、热毒等蕴结于脏腑，相互搏结而成。电热针具有温补扶正、温经通络之功，可扶正祛邪，调整脏腑气机及内脏功能，可以很好地调节机体免疫功能。

2. 病例（肺癌 气虚血瘀证）

刘某，男，72 岁。

初诊：2021 年 5 月 26 日。主诉：发现肺部占位 3 个月余。

现病史：患者 2021 年 2 月体检时发现肺部多发磨玻璃小结节。

刻下症：偶有咳嗽，偶有胃痛，乏力，入睡困难，大便成形较干燥，排尿困难，尿等待。

个人婚育史：否认食物、药物过敏史。出生于北京，工作、生活于此地，无烟酒不良嗜好。22岁结婚，配偶体健，育有1子。否认家族遗传病病史。

望闻切诊：有神，形体端正，行动自如，舌红，苔薄白。发音自然，无病体异味。脉细。

中医诊断：癌病（气虚血瘀证）。

西医诊断：肺癌。

治法：健脾益气，活血清热。

处方：电热针取穴曲池、足三里、三阴交。毫针取穴中脘、建里、滑肉门、天枢、关元、水道、提托、合谷、外关、血海、阴陵泉、太溪、太冲。

操作：选定穴位，常规消毒皮肤。使用电热针不施补泻手法，直刺曲池、足三里、三阴交，刺入深度0.5~0.6寸，接通电热针仪器，电流量调至55~60 mA，以温热或可耐受为度。使用毫针直刺合谷、外关、血海、阴陵泉、太溪、太冲，刺入深度0.5~0.6寸；沿经络循行方向与水平成30°角斜刺中脘、建里、滑肉门、天枢、关元、水道、提托，刺入深度0.5~0.6寸。留针30分钟。

疗程：每周5次，10次为1个治疗周期，90次为1个疗程。

中药治法：益气活血，清热解毒。

中药处方：

党参 15 g	炒白术 15 g	茯苓 15 g
半枝莲 30 g	山慈菇 30 g	白花蛇舌草 30 g
蒲公英 20 g	三棱 6 g	莪术 6 g
桃仁 10 g	红花 6 g	金银花 10 g
甘草 6 g	焦三仙（各）15 g	

10 剂，每日 1 剂，水煎服，早晚各 1 次。

连服 10 剂后，患者胃痛不适较前减轻，体能尚可，入睡困难较前减轻，可睡 7～8 个小时，但仍小便困难，尿等待，量尚可。舌暗红，苔薄白，脉沉细。加滑石 20 g、知母 10 g、黄柏 15 g、浙贝母 15 g、桔梗 15 g，14 剂，早晚各 1 次，饭后服。半个月后患者症状较前改善，继服前方。

随访：连续治疗 1 个月后复查胸部 CT（2021 年 6 月 15 日）示：双肺多发磨玻璃密度结节（大者 0.8～0.9 cm），不除外不典型瘤样增生（AAH）或早期癌，双肺下叶散在条索影，考虑炎性改变。纵隔及双肺门散在淋巴结，肝脏散在低密度结节。连续治疗半年后复查胸部 CT（2021 年 12 月 13 日）示双肺多发磨玻璃密度结节大致同前，现大者 0.8～0.9 cm，分叶状，密度略高，边缘模糊，可见小空泡，考虑为早期肺癌可能性大。双肺下叶散在条索影较前稍减少，考虑炎性改变。纵隔散在淋巴结，未见胸腔积液及心包积液，左肝低密度结节。

按语：夏玉清教授电热针治疗癌病，以扶助正气、温阳补虚为主，电热针取曲池、足三里、三阴交以扶正补脾。夏玉清教授认为针对癌痛，应以扶正为主，其独创扶正五穴——关元、水道（双）、提托（双），无论虚实、有形无形，皆可用之。该患者病为本虚标实，治疗则以清热解毒、祛瘀散结为主辨证用药。临床上根据肿瘤邪毒的特点使用抗肿瘤药物，如山慈菇、半枝莲、白花蛇舌草，并配合选取清热解毒药物，如蒲公英、金银花等，以解毒祛瘀散结。活血药物常选取桃仁、红花、三棱、莪术。清热解毒药多为苦寒峻猛之品，久服易伤脾胃，中药配合健脾和胃，如党参、白术、茯苓、焦三仙等。

3. 病例 （肺癌 气阴两虚证）

李某，女，55 岁。

初诊：2019 年 12 月 20 日。主诉：右上肺腺癌Ⅳ期，多发骨转移、脑转移。

现病史：患者因右上肺腺癌Ⅳ期，多发骨转移、脑转移，于 2019 年 6 月 19 日行后路胸椎 3 附件及部分椎体瘤体切除术，术后给予奥西替尼靶向治疗。术后半年来咳嗽少痰，咳声低微，疲乏无力，自汗畏风，口干不多饮，午后潮热，手足心热，纳呆腹胀，便溏，睡眠尚可。舌红，苔薄白，脉细数无力。

个人婚育史：出生于北京，生活于此地，无烟酒不良嗜好。14 岁月经初潮，周期 28～30 天，51 岁绝经。22 岁结婚，现配偶体健，育 1 女。否认食物、药物过敏史。否认家族遗传病病史。

望闻切诊：患者少神，面唇色暗，腹平坦，营养中等，全身皮肤黏膜无黄疸、出血点及蜘蛛痣，舌红，苔薄白。语声低微。浅表淋巴结未触及肿大，脉细数无力。

中医诊断：肺积（气阴两虚证）。

西医诊断：转移性腺癌，术后并发症。

电热针治法：健脾益气，活血清热。

处方：电热针取穴曲池、足三里、三阴交。毫针取穴肺俞、中府、膏肓、脾俞、肾俞、气海、神门、内关、关元、太溪。

操作：电热针直刺曲池、足三里、三阴交各 0.7 寸，得气后每个穴位给予 65 mA 电流，留针 30 分钟。毫针沿经脉循行方向 30°角斜刺肺俞、中府、膏肓、脾俞、肾俞各 0.6 寸，直刺气海、神门、内关、关元、太溪各 0.6 寸，得气后留针 30 分钟。

疗程：每周 5 次，10 次为 1 个周期，90 次为 1 个疗程。

中药治法：益气活血，清热解毒。

中药处方：

沙参 15 g	麦冬 15 g	玉竹 10 g
天花粉 10 g	党参 15 g	白术 15 g
山药 15 g	茯苓 15 g	陈皮 10 g
法半夏 6 g	延胡索 10 g	砂仁 10 g

山慈菇 20 g　　　半枝莲 15 g　　　白花蛇舌草 30 g

甘草 6 g　　　　五味子 10 g　　　白扁豆 15 g

全蝎 6 g　　　　蜈蚣 2 条　　　　黄芪 30 g

焦三仙（各）10 g

14 剂，每日 1 剂，水煎服。

随访：电热针联合毫针外治 160 次，内服中药 1 年，食纳可、二便调、睡眠安、舌质淡、脉细。复查胸部 CT、脑 MRI 结果与 2019 年 12 月大致相仿，病情稳定，生活质量较高。

按语：患者肺腺癌多发骨转移、脑转移且经靶向药物治疗，属中医"肺积"范畴，证型为气阴两虚。慢性病程、肺脾两虚、气虚津液外泄，故见乏力、汗出、口干。肺失宣降、气机上逆故见咳嗽，肺通调水道失常、津聚成痰，故见咳痰。脾主运化，脾气损伤、运化失司、气机不通则纳呆腹胀，脾阳失健故见便溏。阴虚生内热故而午后潮热、手足心热。舌红，苔薄白，脉细数无力。辨证为气阴两虚证。夏玉清教授以电热针直刺曲池、足三里、三阴交以扶正补虚；方用沙参麦冬汤合六君子汤加减治疗，针药内服外治后咳嗽、神疲乏力、自汗症状明显好转，纳食转佳。

4. 病例 （肺癌　肺脾气虚证）

艾某，男，59 岁。

初诊：2019 年 3 月 5 日。主诉：左肺鳞癌术后第 3 周期辅助化疗后 3 周余。

现病史：患者于 2018 年 9 月无明显诱因下出现咳嗽、咳痰，清晨为著，咳白色泡沫样痰，无胸闷气短，无腹胀、腹痛等不适，遂就诊于当地医院，入院行胸部 CT 检查，结果示左肺上叶舌段空洞型不规则肿物，大小约 3.6 cm×2.4 cm，边缘模糊、毛刺。牵拉临近胸膜，远端肺野可见少许斑片及痰片野。患者未行特殊治疗。9 月 26 日就诊于中国医学科学院肿瘤医院，入院 CT 示左肺上叶肿物，考虑恶性；双肺散在结节，建议随访；左肺下叶钙化灶；双肺多发肺大疱；左前纵隔结节，建议随访；肝多发高血供结节及低密度灶，请结合腹部检查；脑部未见明显异常。9 月 27 日行左肺上叶切除术，术后以化疗为主。患者术后第 3 周期辅助化疗后 3 周。

刻下症：咳嗽，痰白，咳声低微，怕冷，恶心，便溏，睡眠尚可。舌淡红，苔白，脉沉细无力。

个人婚育史：出生于北京，生活于此地，无烟酒不良嗜好。22 岁结婚，现配偶体健，育 1 女。否认食物、药物过敏史。否认家族遗传病病史。

望闻切诊：少神，面唇色暗，腹平坦，营养中等，全身皮肤黏膜无黄疸、出血点及蜘蛛痣，舌淡红，苔白。语声低微。浅表淋巴结未触及肿大，脉沉细无力。

中医诊断：肺积（肺脾气虚证）。

西医诊断：左肺鳞癌术后（化疗后）。

针刺治法：补肺止咳，健脾益气。

针刺处方：电热针取穴曲池、足三里、三阴交，毫针取穴膻中、中脘、建里、天枢、内关、合谷、阴陵泉、梁丘、太冲、太溪。

操作：电热针斜刺曲池，直刺足三里、三阴交，得气后每个穴位分别给予 60 mA 电流，留针 30 分钟。毫针斜刺膻中0.6 寸，直刺中脘、建里、天枢、内关、合谷、阴陵泉各 0.6寸，斜刺梁丘 0.5 寸，直刺太冲、太溪各 0.5 寸，得气后，不施补泻手法，留针 30 分钟。

疗程：每日 1 次，1 周 5 次，90 次为 1 个疗程。每个疗程结束后休息 3~5 天，再开始下个疗程治疗。

针灸近 1 年，无其他干预措施，患者全身情况好转，体重增加，病情平稳，术后胸部 CT 提示大致同 2019 年 5 月。

2019 年 5 月 30 日患者左肺上叶癌切除术后复查胸部 CT，其结果与 2018 年 11 月 3 日胸部 CT 图像比较如下。

①左肺上叶切除术后，支气管断端未见明显异常，术区少许斑片、条索影，同前相仿，考虑为术后改变，建议追访。

②左前纵隔结节，形态改变，现大小约 0.9 cm×1.0 cm，边界清晰，建议追访；原前纵隔另见类结节较前缩小，现呈条状，大小约 1.3 cm×0.6 cm，随诊；余纵隔及双肺门未见明确肿大淋巴结。

③余双肺散在分布多发结节，大者直径约 0.3 cm，边界清晰，同前相仿，请追访；原左肺下叶散在多发小结节、类结节

影，本次未见明确显示，考虑炎症吸收、好转。双肺多发肺大疱同前。

④原心包局部略厚本次未见；双侧胸腔未见积液。

⑤扫描所及肝脏散在低密度结节，大者约1.4 cm×1.0 cm，部分边缘模糊，同前大致相仿，建议结合腹部检查。

2019年12月21日患者复查胸部CT，其结果与2019年5月30日胸部CT图像比较如下。

①左肺上叶切除术后，支气管断端未见明显异常，术区少许斑片、条索影，同前相仿，考虑为术后改变，建议追访。

②左前纵隔结节，形态改变，现大小约0.9 cm×1.0 cm，边界清晰，请追访；原前纵隔另见类结节较前缩小，现呈条状，直径约0.4 cm，较前缩小，随诊；余纵隔及双肺门未见明确肿大淋巴结。

③余双肺散在分布多发结节，大者直径约0.3 cm，边界清晰，同前相仿，请追访；双肺多发肺大疱同前。

④双侧胸腔及心包未见积液。

⑤肝脏散在低密度结节，大者约1.4 cm×1.0 cm，部分边缘模糊，同前大致相仿，建议结合超声。胰腺体部脂肪密度灶，考虑脂肪浸润。胆囊、脾脏、双肾、双侧肾上腺未见明确异常。

⑥腹腔、腹膜后未见明确肿大淋巴结。腹腔未见积液。

按语：患者左肺鳞癌术后第3周期辅助化疗后3周余，中医诊断为肺积（肺脾气虚证）。患者肺脾同病，清肃失司，肺不主气故咳声低微；肺气虚弱，痰饮犯肺，故咳嗽，痰色白；肺虚表卫不固，故怕冷；痰气互结，阻于胃则恶心；脾失健运，腑失通降，水谷不化故便溏。结合舌淡红，苔白，脉沉细无力，辨证为肺脾气虚。本病以肾虚为本，脾虚湿热为标。夏玉清教授以电热针针刺曲池、足三里、三阴交以扶正，配足太阴脾经、足少阴肾经、足阳明胃经、任脉穴位毫针针刺驱邪以补肺止咳、健脾益气。患者症状好转，复查 CT 左肺纵隔结节较前缩小，至今病情稳定，生活质量明显提高。

5. 病例（肾癌肺转移 脾肾两虚）

卫某，男。

初诊： 2020 年 10 月 30 日。主诉：右肾癌术后，肺转移术后。

现病史： 2017 年发现肾癌，2018 年发现肺转移，2020 年 5 月行肺部手术，术后口服靶向药物，腹泻每日 10 次左右，大便不成形，口疮，头痛，腹痛，失眠，食欲减少。舌淡红，边有齿痕，苔薄黄，脉细数。

刻下症： 患者腹泻每日 10 次左右，大便不成形，口疮，头痛，腹痛，失眠，食欲减少。舌淡红，边有齿痕，苔薄黄，脉细数。

个人婚育史： 出生于北京，生活于此地，吸烟 45 年，5 支/日。婚育史不详。否认食物、药物过敏史，否认家族遗传病病史。

望闻切诊：患者少神，面黄唇色淡，腹平坦，营养中等，全身皮肤黏膜无黄疸、出血点及蜘蛛痣，舌淡红，边有齿痕，苔薄黄。声嘶哑。浅表淋巴结未触及肿大，脉细数。

中医诊断：泄泻（脾肾两虚证）。

西医诊断：右肾原位癌术后肺转移。

治法：健脾补肾，清热利湿。

处方：电热针取穴上脘、中脘、足三里、三阴交，毫针取穴膻中、华盖、天枢、关元、阴陵泉、太溪。

操作：电热针斜刺中脘、上脘，直刺足三里、三阴交，得气后每个穴位分别给予电流强度 50 mA，留针 30 分钟。毫针斜刺膻中、华盖、天枢、关元各 0.5 寸，直刺阴陵泉、太溪各 0.5 寸，得气后，不施补泻手法，留针 30 分钟。

疗程：每日 1 次，每周 5 次，90 次为 1 个疗程。每个疗程结束后休息 3～5 天，再开始下个疗程治疗。

中药治法：滋阴补肾，健脾止泻。

中药处方：

党参 15 g	白术 15 g	苍术 20 g
山药 20 g	茯苓 15 g	延胡索 15 g
白芍 15 g	炒薏苡仁 20 g	法半夏 6 g
陈皮 6 g	海螵蛸 15 g	瓦楞子 15 g
甘草 6 g	焦三仙（各）15 g	

按语：患者右肾原位癌术后肺转移并出现并发症，中医诊断为泄泻（脾肾两虚证）。患者久病脾肾两虚，肾主藏精生髓，脑为髓海，肾虚则精髓不足，髓海空虚，故头痛；肾虚阴亏，水不制火，虚火上浮，故生口疮；脾胃虚弱，胃肠气滞故而腹痛，食欲减少；脾虚水谷不化，清浊不分，酿生湿热，湿热下注故而腹泻；脾气损伤，营血不足，不能供养心神，而生不寐。结合舌淡红、边有齿痕、苔薄黄、脉细数，辨证为脾肾两虚。本病以肾虚为本，脾虚湿热为标。夏玉清教授以足太阴脾经、足少阴肾经、足阳明胃经、任脉穴位为主用电热针联合毫针外治，以中药六君子汤加减内治，针药并行，健脾补肾，清热利湿。经过治疗，患者大便次数减少，症状好转，至今病情稳定，生活质量较前提高。

第二节　胸膜间皮瘤的电热针治疗

一、诊治经验

　　胸膜间皮瘤是一种起源于胸膜的罕见恶性肿瘤，这种疾病与长期暴露于石棉等环境因素有关。在中医领域，这种疾病可能被归类为"胸痹"或"痰饮"的范畴。夏玉清教授认为，治疗胸膜间皮瘤的关键在于早期发现和及时治疗。她主张以活血化瘀、疏肝解郁、化痰散结为治法，同时结合现代医学的治疗方法，如手术、化疗和放疗，将中医治疗作为辅助手段，以减轻患者症状和提高其生活质量。

胸膜间皮瘤是一种严重的疾病，如果不及时治疗，病情会不断恶化，甚至危及生命。夏玉清教授的早期发现和及时治疗的观点具有重要意义，可以避免病情恶化，提高治疗效果。活血化瘀、疏肝解郁、化痰散结等中医治法可以针对胸膜间皮瘤患者的不同症状进行缓解，改善患者的生活质量。同时，结合现代医学的治疗方法，如手术、化疗和放疗，可以更全面地治疗胸膜间皮瘤，提高患者的生存率和生活质量。

中医认为胸膜间皮瘤的发生与肺、肝、脾、胃的功能失调有关。肺主气并与皮毛相表里，肝主疏泄并藏血，脾胃为后天之本，主运化水湿和营养气血。因此，治疗时需同时调和肺、肝、脾三脏的功能。针对肿瘤造成的瘀血，可使用活血化瘀的方法来改善局部血液循环，减少肿瘤对周围组织的压迫和破坏。肿瘤的形成在中医理论中被视为痰湿和瘀血内结，因此使用化痰散结的方法来减少肿块。此外，祛邪的同时要扶正，提高机体的抗病能力。针对胸膜间皮瘤，可以选择肺俞、膈俞、足三里等穴位来治疗。肺俞有助于调理肺气，膈俞能够调和膈气，足三里则能够强化脾胃，从而促进气血生化。电热针的温热刺激可以增强穴位的作用，帮助活血化瘀，缓解胸闷胸痛等症状。

二、临证验案

病例 （胸间恶性间质瘤 正虚邪实证）

魏某，女，52 岁。

初诊：2019 年 1 月 4 日。主诉：发现胸间恶性间质瘤 2 年余。

现病史：患者 2016 年 7 月出现胸腔积液，经检查查出"左侧胸间恶性间质瘤"，化疗 6 次，一直口服中药治疗中，2018 年 12 月复查 PET – CT 提示多发淋巴结肿大，考虑淋巴转移癌。患者左侧胸间恶性间质瘤，继发淋巴转移。

刻下症：咳嗽，咽痒，纳可，眠差，大便每日 1～2 次，小便调。舌淡红，苔白，脉沉弦。

个人婚育史：不详。

望闻切诊：患者面色萎黄，表情自然，行动自如，精神尚可，舌淡红，苔白。声音低微，语言清晰。脉沉弦。

辅助检查：肿瘤标志物 CA 125 74.7 kU/L。PET – CT 示左侧胸部多个小结节阴影，代谢活跃，提示肿瘤残留活性，贲门旁、胃小弯侧及下腔静脉旁多发淋巴结肿大，考虑转移癌。左肺上叶后段钙化灶。

中医诊断：咳嗽（正虚邪实证）。

西医诊断：胸间恶性间质瘤。

针刺治法：扶正祛邪。

针刺处方一（祛邪）：电热针取中脘、下脘、足三里、三阴交，毫针取膻中、天枢、大横、曲池、合谷、阴陵泉、太冲。

操作一：将电热针直刺入各腧穴0.6寸，得气后接通电热针仪，每个腧穴给予60 mA电流，以患者感到舒适而不痛为度，留针30分钟，隔日1次。毫针斜刺膻中0.6寸，直刺其余各腧穴0.6寸，得气后留针30分钟。

针刺处方二（扶正）：电热针取督脉六支针（分六等份），毫针取风门、肺俞、督俞、脾俞、胃俞、肾俞、三阴交、太溪。

操作二：将电热针斜刺督脉，得气后接通电热针仪，分别给予每个穴50 mA左右电流，以患者感到胀而不痛为度，留针30分钟。毫针直刺三阴交、太溪各0.6寸，向脊柱方向斜刺其余各腧穴0.6寸，得气后留针30分钟。

疗程：每日1次，每周5次，10次为1个治疗周期，90次为1个疗程。

中药治法：健脾补肺，扶正祛邪。

中药处方：

丹参30 g	石决明30 g	代赭石30 g
夏枯草15 g	党参15 g	白术15 g
茯苓15 g	延胡索15 g	砂仁10 g
半枝莲30 g	山慈菇20 g	白花蛇舌草30 g
土茯苓20 g	金银花15 g	蒲公英20 g

三棱 6 g	莪术 6 g	桃仁 10 g
紫花地丁 15 g	鱼腥草 15 g	败酱草 15 g
佛手 10 g	酸枣仁 30 g	焦三仙（各）15 g
合欢花 15 g	夜交藤 20 g	刺五加 20 g
枳壳 10 g	甘草 6 g	

每日 1 剂，水煎服，早晚各 1 次。

按语： 处方一中，中脘、下脘健脾和胃，配伍足三里、三阴交扶正，膻中宽胸理气、振奋胸阳，天枢、大横通腑理气化痰，曲池、合谷活血通络，阴陵泉、太冲健脾疏肝。处方二中，督脉穴扶正祛邪，背俞穴宣肺平喘、补脾益肾，三阴交、太溪通调水道。

第五章　电热针治疗生殖系统肿瘤

第一节　卵巢癌的电热针治疗

一、诊治经验

1. 病因

卵巢肿瘤的发病原因至今尚不确切，可能涉及多种因素的综合作用。根据卵巢的组织发生来源，卵巢肿瘤主要分为五大类：体腔上皮来源、生殖细胞来源、特异性间质来源、非特异性间质来源以及转移来源。

临床表现方面，卵巢肿瘤以腹部肿块最为常见，一般为囊性或实性包块。肿块有良性和恶性之分，良性肿瘤生长缓慢，对月经无明显影响；而恶性肿瘤则可能对月经产生影响，通常表现为月经紊乱或异常出血。通过现代科学检查方法，如 B 超、X 线、CT、MRI、腹腔镜以及细胞学检查等，可以准确地诊断卵巢肿瘤并确定其性质。西医治疗包括手术治疗与非手术的保守治疗，良性肿瘤包块大小若不超过 3 cm × 3 cm × 4 cm，症状不明显，则要定期复查。

中医学将卵巢肿瘤归入"癥瘕积聚"的范畴。《难经·五十五难》记载："气之所积，名曰积……故积者，五脏所生……积者，阴气也。其始发有常处，其痛不离其部，上下有所始终，左右有所穷处。"积者是癥，有形而坚硬不移，有定处，成形者多有血结，谓之血癥。《难经·五十五难》又说："气之所聚，乃曰聚……聚者，六腑所成也……聚者，阳气也。其始发无根本，上下无所留止，其痛无常处。"聚者是瘕，无形而可聚可散，推可移，痛无定处，气滞则聚而见形，气行则散而无迹。中医学认为本病发病多见于新产，或经行不慎，风、寒、湿、热之邪内侵，或七情、饮食内伤，脏腑失调，气机阻滞，瘀血、痰饮、湿浊等邪相继内生，停积少腹，胶结不解，日积月累，逐渐形成。

2. 电热针疗法

治法：扶正祛邪，活血化瘀，软坚散结。

处方一：曲池、中极、归来、足三里、三阴交。

处方二：督脉上，从大椎至腰阳关分别将6支电热针均匀排列针刺。

方义：曲池清热；中极系膀胱募穴，亦是足三阴经与任脉之会穴，具有调理冲任、清利湿热、化瘀止痛之功效，配胃经归来穴，治妇科炎性病多有效；足三里为胃经合穴；三阴交为肝、脾、肾三经之合穴。

配穴：发热者加大椎；腰骶痛甚者加肾俞、大肠俞、次髎；尿频尿痛者加阴陵泉；带下多者加丰隆、地机；腹胀者加阴陵泉。

操作：选定穴位，皮肤常规消毒。①处方一：电热针直刺曲池、足三里、三阴交，得气后接通电热针仪，每个穴位分别给予（36±2）mA 电流，以患者感到针下温热或胀而舒适为度，留针 30 分钟，以提高患者自身抗病能力，提高免疫功能。毫针直刺中极、归来、阴陵泉、丰隆、地机各 0.6 寸，得气后留针 30 分钟。②处方二：6 支电热针平均分配在督脉脊柱方向斜刺 0.6 寸，得气后每个穴分别给予（39±2）mA 电流，以患者针下感到温热或胀而舒适为度，留针 30 分钟。毫针于膀胱经相应部位斜刺，各 0.7 寸，得气后留针 30 分钟。

处方一和处方二每日交替使用，或每日根据病情依次使用两方。

二、临证验案

病例 （卵巢癌 气血双亏证）

邓某，女，印度尼西亚人，45 岁。

主诉：卵巢癌术后 2 个月余。

现病史：患者于 2013 年 1 月体检发现腹腔肿块，立即入院手术切除肿块，在化疗过程中，发现腹腔淋巴转移。体弱不支，恶心呕吐，不能进食，故中止化疗，于术后 2 个月来本院接受电热针和中药治疗。

刻下症：患者体力不支，腹痛，恶心，不思饮食，眠差，心慌，全身乏力。舌质淡红，苔黄腻，脉沉细。

个人婚育史：不详。

望闻切诊：面色萎黄，清瘦，表情淡漠，体力不支，活动无力，腹较隆起，舌质淡红，苔黄腻。双肺呼吸音粗糙，心音钝，未闻及杂音，肠鸣弱3次/分。腹部有压痛，无反跳痛，肋弓下未触及肝脾，脉沉细。

辅助检查：彩超提示卵巢术后改变，腹腔少量积液，淋巴结肿大，余未见异常。

证候分析：患者素体脾胃不健，生化乏源，术后体虚，又因化疗致心脾两虚，心血不足，心失所养，故出现胸闷，气短，心悸，不寐，体力不支，食欲不振；舌质淡，脉沉细，亦为气血双亏之象。

中医诊断：肠覃（气血双亏证）。

西医诊断：卵巢癌术后腹腔淋巴转移。

针刺治法：补气养血。

针刺处方一：电热针穴位取曲池、足三里、三阴交；毫针主穴取中脘、建里、梁门、天枢、关元、水道、提托、阴陵泉、太冲、太溪，配穴取内关、合谷、神门、太溪、膻中。

操作一：将电热针直刺入各腧穴0.6寸，得气后，接通电源，分别每天给予60 mA电流，以患者感到舒适而不痛为度，留针30分钟。毫针直刺各腧穴0.6寸，得气后留针30分钟。

针刺处方二：电热针穴位取大椎、身柱、神道、命门、腰阳关、腰俞；毫针主穴取三阴交、太溪、膈俞、大肠俞、三焦俞、气海、关元、肾俞，配穴同处方一。

操作二：电热针斜刺各腧穴，得气后接通电热针仪，分别给予每个穴50 mA左右电流，针下患者感到胀而不痛为度，留针30分钟。毫针直刺三阴交、太溪等各0.6寸，向脊柱方向斜刺其余各背俞穴0.6寸，得气后留针30分钟。

疗程：每日1次，每周5次，10次为1个治疗周期，90次为1个疗程。

按语：处方一中，曲池、足三里、三阴交扶正祛邪，中脘、建里、梁门、天枢消积和胃，关元、水道、提托（经外奇穴）为局部取穴理气导滞止痛，阴陵泉、太冲、太溪通利三焦。处方二中，大椎、身柱、神道、命门、腰阳关、腰俞强肾益髓，提高正气，背俞穴、气海、关元培元益气，三阴交、太溪通调下焦。毫针配穴方面，恶心呕吐加内关、合谷和胃降逆，心悸不寐加神门、太溪交通心肾，胸闷气短加膻中疏肝理气。

患者于2013年3月2日开始接受电热针疗法治疗，每天依处方一和处方二各治疗1次，每次留针40分钟，连续治疗2个疗程，前后共180次。配合中药四君子汤加减改善临床化疗毒副作用。治疗3周后患者就能自由活动，精力、体力均有所改善，每天进行体能锻炼并积极配合治疗，40天后患者精力充沛，体力恢复，饮食增加，可自由活动。因签证期为3个月，故90天后返回印度尼西亚，经复查，各项指标都达标，每年复查，随访至今近8年之久，该患者仍正常从事医务工作。

第二节　子宫内膜癌的电热针治疗

一、诊治经验

子宫内膜癌是发生于子宫内膜的一组上皮性恶性肿瘤，好发于围绝经期和绝经后女性。子宫内膜癌是最常见的女性生殖系统肿瘤之一，每年有接近20万的新发病例，且是导致死亡的第三位常见妇科恶性肿瘤（仅次于卵巢癌和宫颈癌）。其发病与生活方式密切相关，发病率在各地区有差异，在北美和欧洲其发生率仅次于乳腺癌、肺癌、结直肠肿瘤，高居女性生殖系统癌症的首位。在我国，随着社会的发展和经济条件的改善，子宫内膜癌的发病率亦逐年升高，仅次于宫颈癌，居女性生殖系统恶性肿瘤的第二位。极早期患者可无明显症状，仅在普查或妇科检查时偶然发现。若出现症状，多以出血、阴道排液、阵发性下腹痛、腹部包块、同侧下肢水肿疼痛等为主。

夏玉清教授认为，子宫内膜癌多属气虚血瘀、痰湿内蕴。慢性病程，脏器亏虚，气虚不能摄血，冲任失调，故而出现阴道不规则出血；气虚无力运血，瘀血结于胸中故出现胸部不适。脾为后天之本，脾虚水湿失于运化、水湿内停、酿生痰浊，痰浊内蕴、痰湿壅聚成积、积聚于肺，肺失宣肃故出现咳嗽咳痰。临床证候以气虚血瘀、痰湿内蕴为特点。对于本病，夏玉清教授常以电热针联合毫针外治，电热针治疗以温补、扶正为主，毫针手法以平补平泻为主，强调固护正气，扶正祛邪，调节阴阳，平衡体内环境，使肿瘤细胞得以抑制、灭活。再以《太平惠民和剂局方》四君子汤加减，自拟党参汤作为扶正基础方；以《金匮要略》肾气丸加减，自拟调肾阴阳方平补肝脾肾，作为生化肾气之基础方。

二、临证验案

病例（子宫内膜癌 气虚血瘀，痰湿内蕴证）

马某，女，60 岁。

初诊：2019 年 11 月 1 日。主诉：子宫内膜原位癌。

现病史：患者因子宫内膜原位癌于 2019 年 7 月 22 日行宫腔镜＋诊刮术。术后肺转移、胸膜转移，患者拒绝西医干预。患者阴道不规则流血 3 个月，胸部不适，时有咳嗽咳痰，吞咽不利，饮食、睡眠尚可，大便日 1 次。舌淡红，苔白，舌体胖大有齿痕，脉沉细。

个人婚育史：出生于北京，生活于此地，无烟酒不良嗜好。14 岁月经初潮，周期 28～30 天，30 岁结婚，现配偶体健，育 1 子。否认食物、药物过敏史，否认家族遗传病病史。

望闻切诊：患者少神，面唇色淡，腹平坦，营养中等，全身皮肤黏膜无黄疸、出血点及蜘蛛痣，舌淡红，苔白，舌体胖大有齿痕。语声正常。浅表淋巴结未触及肿大，脉沉细。

中医诊断：崩漏，肺积（气虚血瘀，痰湿内蕴证）。

西医诊断：子宫内膜原位癌术后肺转移、胸膜转移。

针刺治法：滋阴补气，活血化瘀。

针刺处方：电热针取穴曲池、足三里、三阴交，毫针取穴气海、蠡沟、行间、天枢、丰隆、地机。

操作：电热针直刺曲池、足三里、三阴交，得气后每个穴位分别给予电流 65 mA，留针 30 分钟。毫针直刺气海、蠡沟、行间各 0.5 寸，直刺天枢、丰隆、地机各 0.7 寸，得气后，不施补泻手法，留针 30 分钟。

疗程：每日 1 次，每周 5 次，10 次为 1 个治疗周期，90 次为 1 个疗程。

中药治法：滋阴补气，活血化瘀。

中药处方：

党参 20 g	白术 15 g	茯苓 15 g
延胡索 15 g	白芍 15 g	砂仁 10 g
香附 10 g	柴胡 15 g	郁金 10 g
半枝莲 30 g	白花蛇舌草 40 g	蒲公英 20 g
紫花地丁 15 g	莪术 10 g	三棱 10 g

焦三仙 (各) 15 g　炙甘草 10 g

14 剂，每日 1 剂，水煎服。

患者针药并用近 3 年，未进行西医放化疗及西药干预。2022 年 6 月复查盆腔 MRI、胸部 CT 与治疗前相比右肺下叶占位较前明显减小；肺多发结节较前明显减小、消失；右侧胸膜多发转移瘤消失，患者病情平稳，定期随访即可。

按语： 该患者中医诊断为崩漏、肺积，证属气虚血瘀、痰湿内蕴。慢性病程，脏器亏虚，气虚不能摄血，冲任失调，故而出现阴道不规则出血；气虚无力运血，瘀血结于胸中故出现胸部不适。脾为后天之本，脾虚水湿失于运化、水湿内停、酿生痰浊，痰浊内蕴、痰湿壅聚成积、积聚于肺，肺失宣肃故出现咳嗽咳痰。临床证候以气虚血瘀、痰湿内蕴为特点。此乃本虚标实之证，因虚得病、因虚致实、相互胶结，日久由脾及肾。故辨证为气虚血瘀，痰湿内蕴。治疗当补益脾肾，化瘀利湿解毒。夏玉清教授以电热针联合毫针外治，电热针治疗以温补、扶正为主，毫针针法以平补平泻为主，强调固护正气、扶正祛邪，调节阴阳、平衡体内环境，使肿瘤细胞得以抑制、灭活。再以《太平惠民和剂局方》四君子汤加减，自拟党参汤作为扶正基础方；以《金匮要略》肾气丸加减，自拟调肾阴阳方平补肝脾肾，作为生化肾气之基础方。随访患者肺部转移瘤逐渐缩小、消失，病情平稳。

第三节 前列腺癌的电热针治疗

一、诊断经验

前列腺癌，是一种常见的泌尿系统的肿瘤，与膀胱肿瘤的发病率基本相当。随着人们生活水平的提高、人均寿命的延长，前列腺癌在我国的发病率大幅增加。在中老年男性的体检中，常常增加前列腺的相关检查，目的就是早发现、早治疗此类疾病。

1. 前列腺癌的病因

该病病因至今尚不明确，目前认为和如下因素有关。

（1）年龄：前列腺癌的发病特点是年龄越大发病率越高，65岁左右是前列腺癌的主要发病年龄阶段，所以处于此年龄段的男性要定期检查，以进行预防。

（2）遗传因素：有前列腺癌家族史的人，患前列腺癌的概率就比一般人多5~10倍，临床上有9%的前列腺癌患者有家族病史。

（3）激素：绝大多数的前列腺癌细胞表面有男性激素的受体，而失去男性激素受体的刺激，前列腺细胞就会萎缩退化，男性激素分泌越多的人得前列腺癌的概率就越大，正是因为此，睾丸被切除或者是从小睾丸发育不足的人，不会得前列腺癌。

（4）饮食因素：如果日常生活中摄入大量含有饱和脂肪酸的食物，得前列腺癌的概率就会大大增加，而膳食中的饱和脂肪酸多存在于动物脂肪、乳脂以及油类中。

（5）感染因素：长期慢性的细菌或者病毒感染会大大增加患前列腺癌的概率。

（6）环境因素：长期生活在化工污染严重的地方，会显著增加患前列腺癌的概率。

2. 前列腺癌的分期

前列腺癌分期包括局限性、局部进展性、转移性等。分期主要根据指诊、MRI 以及前列腺穿刺结果综合评分。临床上采取 TNM 分期，T 指肿瘤的情况，N 指淋巴结是否有转移，M 指是否有远处转移。如 T2 以内的属于局限性；N0 代表淋巴结无转移，N1 代表淋巴结有转移；M0 代表无远处转移，M1 代表有远处转移。

3. 前列腺癌的症状

（1）早期症状：前列腺癌是一种好发于中老年男性的恶性肿瘤，其早期症状并不明显，因为中老年男性多有前列腺增生、肥大，其所导致的症状与前列腺癌一致，即尿频、尿急、排尿困难、尿线过细等。如果前列腺癌逐渐发展，侵犯到前列腺周围的器官，侵犯膀胱可出现血尿，侵犯周围的骨骼可出现疼痛。早期发现前列腺癌，做非常简单的检查即可，即直肠指检，也可以做血的肿瘤标志物检测，即前列腺特异性抗原

（PSA）检测，这些都是非常准确的筛查前列腺癌的检查。MRI 也是早期发现前列腺癌的重要检查手段。

（2）晚期症状：前列腺癌的症状主要是排尿困难、尿不尽、尿变细、尿频、尿痛等尿路刺激的症状。但是等发展到前列腺癌晚期，症状就更加严重，比如排尿不正常，前列腺癌可以伴全身多发骨转移，引起骨头疼痛，还可以出现腹股沟淋巴结转移，压迫坐骨神经、脊神经引起腰腿痛，甚至伴有贫血、下肢浮肿。

4. 前列腺癌的诊断方式

（1）肛门指检。

（2）前列腺特异性抗原检测。

（3）B 超引导下前列腺穿刺活检。

二、施治方案

1. 常规治疗

目前，前列腺癌的治疗手段包括手术、化疗、放疗。前列腺癌确诊后，早期应进行前列腺癌的根治手术，多采用腹腔镜下前列腺癌的根治术。之后为巩固疗效，可进行放、化疗。目前化疗是前列腺癌比较常用的治疗手段之一，特别是对于发生转移、分期较晚或接受内分泌治疗失败者，都可考虑化疗，部分晚期前列腺癌单独使用抗雄激素治疗效果也较佳。在靶向药治疗中，常用靶向药有贝伐珠单抗、舒尼替尼、阿曲生坦等。

由于放疗技术进步，其地位越来越被重视。

2. 中医治疗

对于前列腺癌，中医目前处于辅助治疗地位，因绝大多数前列腺癌都是雄激素依赖性肿瘤，其发展和转移比较缓慢，故抗雄激素治疗效果较好。一般不建议单独进行中医治疗，如果出现雄激素抵抗或其他办法治疗失败，可选用中药治疗。

夏玉清教授认为，前列腺癌患者多为病程日久，病性属本虚标实、以虚为主，故以扶正为主，兼以祛邪。夏玉清教授以电热针联合毫针的中医外治法治疗此病，取穴以足太阳膀胱经、任脉、督脉、足太阴脾经、足阳明胃经、足少阴肾经为主，以扶正补虚为主，兼以活血解毒；方用知柏地黄丸合四君子汤加减，以滋阴补肾、益气活血。针药并用以温通经络、活血化瘀，进而软坚散结，达到治疗疾病之目的。

三、临证验案

1. 病例 （前列腺癌 肾阴不足，湿热留恋证）

杜某，男，65 岁。

初诊： 2018 年 8 月 20 日。主诉：前列腺癌术后 4 个月余。

现病史：患者因前列腺癌于 2018 年 3 月 7 日行腹腔镜下前列腺癌根治术，术后予比卡鲁胺 + 戈舍瑞林行内分泌治疗 4 个月。患者自诉小便淋漓不尽，排尿困难，疲乏无力，腰膝酸软，足跟疼痛，手足心热，头晕耳鸣，口干口渴。舌质红，苔少，脉细数。

个人婚育史：出生于北京，生活于此地，无烟酒不良嗜好。27岁结婚，现配偶体健，育2子1女。否认食物、药物过敏史，否认家族遗传病病史。

望闻切诊：患者少神，面唇色淡，腹平坦，营养中等，全身皮肤黏膜无黄疸、出血点及蜘蛛痣，舌质红，苔少。声嘶哑。浅表淋巴结未触及肿大，脉细数。

中医诊断：淋证（肾阴不足，湿热留恋证）。

西医诊断：前列腺癌术后生化学复发，激素治疗后。

针刺治法：滋阴补肾，祛湿清热。

针刺处方一：电热针穴位取天枢、足三里、三阴交；毫针穴位取关元、水道、提托（扶正五穴），以及中脘、建里、中极、梁门、太溪、太冲。

操作一：电热针直刺天枢、足三里、三阴交各0.6寸，得气后每个穴位分别给予60 mA电流，留针40分钟。毫针直刺扶正五穴及中脘、建里各0.6寸，毫针沿经脉循行方向成45°角斜刺中极穴1.7寸，毫针沿经脉循行方向成30°角斜刺梁门0.6寸，毫针直刺太溪、太冲各0.5寸，得气后留针40分钟。

针刺处方二：电热针穴位取大椎、身柱、中枢、命门、腰阳关、腰俞，毫针穴位取大杼、肺俞、心俞、膈俞、肝俞、脾俞、三焦俞、肾俞、大肠俞、膀胱俞。

操作二：患者取俯卧位，电热针沿督脉循行方向成30°角斜刺大椎、身柱、中枢、命门、腰阳关、腰俞各 0.7 寸，得气后每个穴位分别给予 50 mA 电流，留针 30 分钟。毫针沿膀胱经循行方向成 30°角斜刺大杼、肺俞、心俞、膈俞、肝俞、脾俞、三焦俞、肾俞、大肠俞、膀胱俞各 0.7 寸，得气后留针 40 分钟。

疗程：每周 5 次，90 次为 1 个疗程。患者自 2018 年起，每年坚持 1 个疗程针灸治疗至今。

中药治法：滋阴补肾，祛湿清热。

中药处方：

生地 15 g	山茱萸 15 g	山药 15 g
泽泻 10 g	茯苓 15 g	牡丹皮 10 g
菊花 10 g	知母 15 g	黄柏 10 g
滑石 15 g	山慈菇 20 g	半枝莲 15 g
白花蛇舌草 30 g	延胡索 10 g	砂仁 10 g
栀子 10 g	连翘 15 g	

14 剂，每日 1 剂，水煎服。

随访： 电热针联合毫针治疗累计 270 余次，内服汤药约 1 年，患者基本无排尿困难及疲乏无力症状、腰膝酸软、手足心热、足跟疼痛症状较前好转，针药并用至今，病情控制稳定，生活质量较高。

按语： 患者前列腺癌术后生化学复发、激素治疗，中医四诊合参，辨证属肾阴不足、湿热留恋证。病程日久，病性属本虚标实、以虚为主，故以扶正为主，兼以祛邪。夏玉清教授以电热针联合毫针的中医外治法治疗淋证，取穴以足太阳膀胱经、任脉、督脉、足太阴脾经、足阳明胃经、足少阴肾经为主，以扶正补虚为主，兼以活血解毒；方用知柏地黄丸合四君子汤加减，以滋阴补肾、益气活血。针药并用以温通经络、活血化瘀，进而软坚散结，达到治疗瘀血兼夹证之目的。患者排尿困难、疲劳乏力、腰膝酸软症状较前好转，病情控制稳定，生活质量较高。

2. 病例 （前列腺癌 脾肾两虚证）

姚某，男，82 岁。

初诊： 2013 年 11 月 15 日。主诉：小便淋漓不尽多年，加重 5 个月余。

现病史：患者既往小便淋漓不尽多年，未予重视，5 个月前出现症状加重，夜轻昼重，小便赤色，查前列腺增大，PSA 146 μg/L，现为求中医治疗就诊于我院。

刻下症：患者面色潮红，五心烦热，腰酸神疲，时有眩晕，无恶心呕吐，小便淋漓不尽，夜轻昼重，小便赤色，夜尿频，3 次以上，舌红，脉细数。

个人婚育史：生于北京，长于东北，现居于北京。否认烟酒史，否认疫区旅居史。24 岁结婚，配偶患有类风湿关节炎，育有 3 女。否认食物、药物过敏史。父亲高血压，母亲因脑出血于 1998 年病逝。

望闻切诊：面色晦暗无华，精神抑郁，自动体位，动作随意，反应灵敏，舌淡红，苔白。无病体气味，语言流利，声音低微。肤温正常，皮肤粗糙，脉细数。

辅助检查：前列腺 MRI 示前列腺增大，约 4.9 cm × 5.7 cm × 6.0 cm（前后 × 左右 × 上下），中央信号不均匀，偏低信号，结节影近缘模糊，DWI 高信号，外周带受压变薄，T2 高信号存在，前列腺左前方膨隆，与周围结构分界清楚；膀胱充盈欠佳，壁增厚，精索萎缩；盆腔未见明显肿大淋巴结，盆壁见明显异常；1/2 前列腺中央带多聚结节有恶性可能。心电图示右束支完全传导阻滞。胸部 X 线片示双肺纹理增多。甲状腺超声示甲状腺钙化、结节（0.5 cm × 0.4 cm）。血常规：WBC 8.03×10^9/L，HGB 150 g/L，PLT 202×10^9/L。

证候分析：患者为老年男性，肝肾衰退，加之久淋不愈，至脾肾俱虚，湿浊留恋，则小便赤涩不堪，脾虚不敛；肾虚不固，则淋漓不已，夜轻昼重，时作时止；遇劳则发，腰酸神疲，均为脾肾俱虚之候。久淋邪恋，耗伤肾阴，阴虚内热，虚火上炎，故见面色潮红，五心烦热，舌淡红，脉细数。

中医诊断：淋证，眩晕。

西医诊断：前列腺癌，前列腺肥大，高血压。

针刺治法：健脾益气，滋肾清热。

针刺处方：电热针选取肾俞、脾俞、中极、三阴交、然谷、足三里、曲池，毫针配穴以足太阴脾经、足少阴肾经穴位为主。

操作：选定穴位，常规消毒皮肤，电热针直刺中极、三阴交各0.8寸，斜刺肾俞、脾俞各0.7寸，直刺然谷、曲池、足三里各0.7寸，接通电热针仪，分别给60 mA电流，以患者感到胀而温热舒适为度，留针40分钟。

疗程：根据复查指标，继续巩固远期疗效，按处方继续治疗1个疗程（共90次），跟踪观察。

中药治法：健脾益气，清热利湿通淋。

中药处方：

熟地黄15 g	山茱萸15 g	山药15 g
泽泻15 g	黄柏15 g	牡丹皮10 g
茯苓15 g	知母10 g	半枝莲30 g
山慈菇30 g	党参30 g	白花蛇舌草30 g
白术15 g	当归15 g	升麻10 g
龟板15 g	柴胡15 g	鳖甲15 g
菟丝子15 g	金樱子15 g	甘草10 g

上方30剂，水煎服，日1剂，分早晚各1次。

按语：患者为高龄男性，肝肾衰退，久淋不愈，脾虚下陷，肾虚不固，中极、肾俞温肾固涩，脾俞以补中益气，中极为膀胱之募穴，能梳理膀胱之气机而清利留恋之邪。因肾阴虚、虚火上炎，配足三阴经之交会穴三阴交，肾经之荥穴然谷，既能补肾阴而清虚热，又能疏通下焦气机而祛余邪，取曲池、足三里以扶正。为巩固远期疗效，按处方继续治疗 1 个疗程。

第四节　外阴白色病变的电热针治疗

一、诊治经验

本节所讨论的外阴白色病变主要指外阴白斑，是妇科的一种顽固性慢性疾病，患者外阴皮肤及黏膜组织发生变性以及色素改变，又称为外阴硬化性苔藓。本病多发生于青春期前、围绝经期及绝经后，临床表现多为外阴瘙痒、灼痛，夜间明显加重；同时皮肤与黏膜会表现为白斑状改变、破溃或萎缩，严重者累及阴蒂、阴唇、阴唇后联合及肛周等部位，患者还可能出现阴道口狭窄粘连和性交痛，其中部分病例有恶变可能。其发病原因尚不明确，一般认为与免疫力低下、自身激素水平、遗传以及个人精神或情绪因素有关。

夏玉清教授认为，外阴白色病变患者多病程时间长，久病及虚，又多因肝肾不足，肾气渐亏，天癸竭，阴精耗伤，肝肾阴血亏损，阴虚血虚生风化燥，阴部皮肤黏膜失去濡养而瘙痒不宁。肝肾阴虚，精血亏虚，血虚阴虚生风化燥，肌肤失养，故外阴常瘙痒干涩；阴虚生热，虚热熏蒸，故外阴常灼热，五心烦热；肝肾阴虚，精血不足，不能荣养肌肤，故皮肤失去濡养而变得菲薄、皲裂溃破，外阴反复瘙痒，又会加重外阴症状。阴虚阳亢，虚火上炎，故头晕目眩；肾虚则腰膝酸软；阴虚无以濡养肠道，大便则常干燥。其辨证多属肝肾阴虚。

因此，夏玉清教授以电热针治疗外阴白色病变，多取外阴局部阿是穴，以温通经络，疏风散寒，改善气血运行。配穴中曲骨为任脉、肝经之会，会阴为任脉络穴，又与督脉、冲脉交会，均可治疗泌尿生殖系疾病，二穴相配治疗前阴疾病疗效显著；再加足三里、三阴交补脾益气，通调肝、脾、肾经气血；中极健运脾湿，通利三焦；太溪、太冲补益肝肾，培元固本。夏玉清教授认为，外阴白色病变主要病机为本虚标实，电热针属于温补疗法，不仅能直击病灶，改善局部气血运行，因其温热、通络的作用还可通过经络改善全身状况。通过局部与全身综合调理，达到协同作用，在治疗外阴白色病变过程中形成良性循环。

二、临证验案

1. 病例（外阴白色病变　肝肾阴虚证）

王某，女，43 岁。

初诊：2013 年 7 月 24 日。主诉：外阴瘙痒 17 年。

现病史：17 年前因生产时发现外阴白色病变，外阴奇痒，灼热疼痛，阴中干涩，夜间瘙痒尤甚，带下量少色黄，五心烦热，耳鸣，头晕，潮热汗出，腰膝酸软，口干不欲饮，2012年在某医院诊断为"外阴白色病变"，经多方诊治无效，后经朋友介绍来我院电热针门诊治疗。

查体：大小阴唇萎缩，带下少，黏膜变粉白。

刻下症：患者偶外阴痒，灼热疼痛，阴中干涩，夜间瘙痒尤甚，带下量少色黄，五心烦热，耳鸣，头晕，潮热汗出，腰膝酸软，口干不欲饮。舌红，苔少，脉细数。

个人婚育史：生于山东，成长、生活、工作均在此地。无烟酒等不良嗜好。17岁月经初潮，周期30天，经期5天，无痛经，26岁结婚，配偶体健，生育1女。否认食物、药物过敏史。否认家族遗传病病史。

望闻切诊：面色红润，表情自然，形体端正。大小阴唇萎缩，带下少，黏膜变粉白。舌红，苔少。语言流利，发音响亮，无特殊气味。皮肤湿润，手足温，脉细数。

阴道分泌物涂片：未见滴虫、霉菌，有少量炎性细胞。

证候分析：阴虚生内热，故五心烦热，潮热汗出；肝肾不足，髓海肾府失养，故头晕，耳鸣，腰膝酸软；阴血亏虚，津液耗乏，故口干，阴中干涩。舌红，苔少，脉细数，为肝肾阴虚之象。

中医诊断：阴痒（肝肾阴虚证）。

西医诊断：外阴白色病变（萎缩型）。

针刺治法：滋阴降火，祛风止痒。

针刺处方：电热针取穴局部阿是穴，毫针取穴曲骨、中极、归来、三阴交、太冲、太溪、会阴。

方义：足少阴肾经原穴太溪配三阴交，可滋阴润燥；中极位于小腹，配归来、太冲调下焦阴血，以润燥祛风止痒；曲骨、会阴是局部取穴以活血通络，改善供血。诸穴合用，共奏滋阴降火、祛风止痒之效。

操作：选定穴位，常规消毒皮肤，电热针平刺两侧阴唇阿是穴各 0.6 寸，接通电热针仪，每个穴位给予 60 mA 电流，以温热舒适为度。留针 40 分钟。另毫针直刺曲骨、中极、归来、三阴交、太冲、太溪、会阴各 0.6 寸。留针 40 分钟。

疗程：每日 1 次，90 次为 1 个疗程。

经过 30 次治疗后，全身症状基本消失，局部症状有明显改善，局部黏膜变粉红，瘙痒减轻，能安静睡觉，不再因痒影响睡眠。继续用滋阴降火止痒方再治疗 30 次。2013 年 10 月 8 日，经过 60 次的治疗后局部瘙痒消失，大小阴唇较前丰满，狭窄的阴道口较前增宽放松，不影响生活，继续治疗 30 次，以达到疗效巩固不反弹。

注意事项：针刺会阴时，注意消毒及针刺体位，避免针后不舒适；针刺中极穴前，令患者排空膀胱；针刺阿是穴（阴唇部位）时，要注意起针后局部压迫止血，因黏膜部位容易出血，出针后要用棉球按压 2 分钟。患者应注意外阴卫生，避免重复感染；多进食健脾补肾之品，以及富含维生素的食物，如山药、银杏、新鲜蔬菜等。

按语： 患者为中年女性，患有外阴道病变，萎缩型，有17年病史，从未系统治疗，大小阴唇均萎缩，阴道变窄，性生活受影响，近2年疾病进展较快。经电热针治疗30次时，阴道口转变松弛，说明本类型是电热针很好的适应证。但还要坚持巩固治疗，使大小阴唇再丰满，具有弹性，争取获得较好的远期疗效。

电热针可治疗外阴慢性单纯性苔藓、外阴硬化性苔藓、外阴硬化性苔藓合并慢性单纯性苔藓。电热针取外阴局部阿是穴可以温通经络，疏风散寒，改善气血运行。配穴中，曲骨为任脉、肝经之会，会阴为任脉络穴，又与督脉、冲脉交会，均可治疗泌尿生殖系疾病，二穴相配治疗前阴疾病疗效显著；再加三阴交补脾益气，通调肝、脾、肾经气血；中极、归来健运脾湿，通利三焦；太溪、太冲补益肝肾，培元固本。夏玉清教授认为外阴白色病变主要病机为本虚标实，电热针属于温补疗法，不仅能直击病灶，改善局部气血运行，因其温热、通络的作用还可通过经络改善全身状况。通过局部与全身综合调理，达到协同作用，在治疗外阴白色病变过程中形成良性循环。多数患者治疗1~2次后瘙痒明显改善，自觉症状明显减轻或消失，但要恢复皮肤黏膜的颜色和弹性仍需坚持治疗。

2. 病例 （外阴白色病变　肝肾亏损证）

马某，女，85 岁。

初诊：2018 年 6 月 12 日。主诉：反复外阴瘙痒 50 余年，加重 5 年。

现病史：患者于 50 余年前无明显诱因出现外阴瘙痒，夜间加重，大小阴唇黏膜菲薄、皲裂、逐渐变白，曾就诊于北京多家医院，使用激素类药物外涂、中药外洗等方法，症状反复。最近 5 年，外阴瘙痒症状加重，奇痒难忍，尿道口周边也奇痒难受，外阴大小阴唇萎缩，尿道口粘连，小阴唇粘连，经过反复治疗症状逐渐加重，于 2017 年 6 月在首都医科大学附属北京妇产医院行外阴活检，病理结果示（外阴）破碎的鳞状上皮条，表面角化亢进显著，颗粒层细胞及棘层细胞增生，考虑为营养不良性病变。

刻下症：外阴、尿道口周围干涩奇痒，灼热疼痛，夜间加重，颜色变白、菲薄、皲裂破溃，心烦，潮热烦躁，夜间盗汗，眩晕耳鸣，五心烦热，胃胀，腰膝酸软，大便干燥，小便短少。

个人婚育史：出生于北京，工作、生活于此地，无烟酒不良嗜好。有高血压、心脏病病史。15 岁月经初潮，月经周期 28 天，经期 5 天，22 岁结婚，配偶体健，育 2 子，已绝经 30 多年，否认异常阴道流血及排液。否认食物、药物过敏史，否认家族遗传病病史。

望闻切诊：有神，形体端正，行动自如，舌体干瘦，舌红，苔少。发音自然，无病体异味。皮肤温、湿润，手足心热，脉细数无力。

中医诊断：阴痒（肝肾亏损证）。

西医诊断：外阴白色病变（外阴硬化性苔藓）。

针刺治法：滋阴补肾，清肝止痒。

针刺处方：电热针取穴外阴局部阿是穴，毫针取穴曲骨、中极、会阴、足三里、三阴交、太溪、太冲。

操作：选定穴位，常规消毒皮肤。使用电热针不施补泻手法，采用局部取穴加曲骨穴、会阴穴及循经取穴的综合针刺方法。根据患者发病部位、病损大小，按电热针的散热面积，计算进针的多少，一般间距 2 cm 进针 1 支。电热针刺入皮肤黏膜白色区，深度必须达到 1～1.5 cm，电流为 50～75 mA，温度在 39 ℃ ± 1 ℃。将可加热的针体送入皮肤内，注意以不损伤健康皮肤为度。患者仰卧位，双腿分开、屈曲，将电热针左右各 3 支均匀刺入变白的皮肤黏膜，15°～30°角斜刺进针，进针 0.7 寸，连接电热针治疗仪，将 6 根导线的正负极分别接在电热针的针柄和针体上，正负极之间及每个电热针之间用消毒干棉球隔开，防止短路，然后用胶布固定导线，以免牵拉引起患者不适。接通电热针仪，逐个调节电流大小，给予 60 mA 左右电流，以患者有温热舒适感为宜；毫针直刺曲骨、会阴、中极、太溪、太冲 0.5 寸，足三里 0.7 寸，三阴交 0.6 寸。每次留针 30 分钟。如患者无不适，疗程间可不休息，连续治疗。

疗程：每周 5 次，10 次为 1 个治疗周期，90 次为 1 个疗程。

中药治法：滋阴补肾，清肝止痒。以四君子汤合杞菊地黄丸加减。

中药处方：

菊花 10 g	枸杞子 10 g	熟地黄 15 g
山茱萸 15 g	麸炒山药 15 g	泽泻 10 g
牡丹皮 10 g	茯苓 15 g	党参 20 g
麸炒白术 10 g	炙甘草 6 g	丹参 30 g
红景天 15 g	夏枯草 15 g	石决明 30 g
煅赭石 30 g	全蝎 6 g	炒僵蚕 10 g
白鲜皮 15 g	蛇床子 10 g	炒莱菔子 10 g

每日 1 剂，水煎服，早晚各 1 次。

治疗 5 次后，患者外阴瘙痒症状完全消失，潮热盗汗好转，眩晕耳鸣好转，大便通畅。舌质红，苔薄白，脉细。加枳壳、厚朴各 10 g 以健脾理气，加山药至 25 g 补脾气，再服 14 剂。患者无不适症状，另无新增症状，后以上方加减，梦多易醒加夜交藤、酸枣仁、生龙骨；乏力加太子参、黄芪、当归。治疗 90 次后，患者外阴皮肤色泽红润。

按语： 电热针可治疗外阴慢性单纯性苔藓、外阴硬化性苔藓、外阴硬化性苔藓合并慢性单纯性苔藓。电热针选用外阴局部阿是穴，可以温通经络，疏风散寒，改善气血运行。配穴中，曲骨为任脉、肝经之会，会阴为任脉络穴，又与督脉、冲脉交会，均可治疗泌尿生殖系疾病，二穴相配治疗前阴疾病疗效显著；再加足三里、三阴交补脾益气，通调肝、脾、肾经气血；中极健运脾湿，通利三焦；太溪、太冲补益肝肾，培元固本。夏玉清教授认为，外阴白色病变主要病机为本虚标实，电热针属于温补疗法，不仅能直击病灶，改善局部气血运行，因其温热、通络的作用还可通过经络改善全身状况。通过局部与全身综合调理，达到协同作用，在治疗外阴白色病变过程中形成良性循环。多数患者治疗1～2次后瘙痒明显改善，自觉症状明显减轻或消失，但要恢复皮肤黏膜的颜色和弹性需坚持治疗。

杞菊地黄丸出自《医级》，方中熟地黄滋阴养血、益肾填精，为补肝肾、益精血之要药；山茱萸善补益肝肾；麸炒山药善养阴益气、补脾肺肾，为平补气阴之要药；枸杞子善补肝肾而益精明目；菊花善疏风清热、平肝明目；牡丹皮清热凉血、退虚热；茯苓善健脾、渗利水湿，助山药健脾益肾而不留湿；泽泻善泄相火、渗利湿浊，防熟地黄滋腻生湿。诸药合用，共奏滋补肝肾明目之功。

四君子汤出自《太平惠民和剂局方》，人参为君，夏玉清教授用党参代之，甘温益气，健脾养胃；臣以苦温之白术，健脾燥湿，加强益气助运之力；佐以甘淡之茯苓，健脾渗湿，苓术相配，则健脾祛湿之功益著；使以炙甘草，益气和中，调和诸药。四药配伍，共奏益气健脾之功。

夏玉清教授认为，杞菊地黄丸合四君子汤可健脾补气养血，补益肝肾。加丹参30 g以加强活血化瘀的功效；加红景天15 g以益气活血，通脉通痹；加夏枯草15 g、石决明30 g以清肝热；加煅赭石30 g以平肝潜阳；加全蝎6 g、炒僵蚕10 g以平肝熄风，搜风通络，解痉止痛；加白鲜皮15 g、蛇床子10 g以清热燥湿、祛风解毒、杀虫止痒；加炒莱菔子10 g以消食除胀。

3. 病例（外阴白色病变 湿热下注证）

李某，女，52岁。

初诊： 2012年9月4日。主诉：外阴瘙痒，夜间因痒而不能入睡2年。

现病史： 患者两年前无任何诱因出现外阴瘙痒，尤其是夜间痒至影响睡眠，2012年5月在某医院确诊为"外阴白斑"，同年9月病理诊断为"黏膜组织呈慢性炎症，鳞皮角化过度"。患者后经病友介绍来中国中医科学院望京医院接受电热针治疗。舌红，苔黄腻，脉沉细。

刻下症： 外阴瘙痒，口干口苦，心烦易怒，不寐。大便干结，小便黄赤，舌红，苔黄腻，脉沉细。

个人婚育史： 生于北京，成长、生活、工作均在此地。无烟酒等不良嗜好。14岁月经初潮，周期28~30天，经期5天，

25 岁结婚，配偶健在，生育 1 子。父母现健在，否认家族遗传病病史。

望闻切诊：面色苍白，表情自然，有神，动作灵敏。苔黄腻，舌红。发音响亮，语言流利，无特殊气味。手足凉，皮肤湿润，脉沉细。

病理诊断：（外阴）黏膜组织呈现慢性炎症，鳞皮角化过度。

证候分析：素体湿盛，肝经郁热，致湿热下注，红肿热痛，带下量多色黄。湿热蕴结于内，阻滞中焦，故胸闷纳呆；湿热郁滞，气化不利，故大便干结，小便黄赤；肝经湿热上熏，则口干口苦，心烦易怒，不寐。舌红，苔黄腻，脉沉细，均为湿热下注之象。

中医诊断：阴痒（湿热下注证）。

西医诊断：外阴白色病变（萎缩型）。

针刺治法：清热利湿，宁心止痒。

针刺处方：清热利湿止痒方，电热针取穴外阴局部阿是穴，毫针取穴以任脉、足厥阴肝经穴位为主，取中极、归来、少府、行间、阴陵泉、三阴交，胸闷、纳呆加脾俞、足三里。

操作：选定穴位，常规消毒皮肤。患者仰卧位，双腿分开、屈曲，将电热针左右各 3 支均匀刺入变白的皮肤黏膜，15°~30°角斜刺进针，进针 0.7 寸，连接电热针治疗仪，将 6 根导线的正负极分别接在电热针的针柄和针体上，正负极之间及每个电热针之间用消毒干棉球隔开，防止短路，然后用胶布固定导线，以免牵拉引起患者不适。接通电热针仪，逐个调节电流大小，给予 60 mA 左右电流，以患者有温热舒适感为宜。毫针直刺少府 0.5 寸、行间 0.5 寸、中极 0.5 寸、归来 0.5 寸、阴陵泉 0.7 寸、三阴交 0.6 寸。每次留针 30 分钟。

疗程：每日 1 次，90 次为 1 个疗程。如患者无不适，疗程间可不休息，继续治疗。月经期停止治疗。

中药治法：清热利湿，宁心止痒。

中药处方：清热利湿止痒汤。

党参 20 g	白术 15 g	茯苓 15 g
熟地黄 15 g	山茱萸 15 g	山药 15 g
泽泻 10 g	牡丹皮 10 g	知母 10 g
黄柏 15 g	薏苡仁 20 g	甘草 10 g
全蝎 6 g	僵蚕 6 g	

失眠加酸枣仁 30 g，心烦加栀子 15 g。水煎服，日 1 剂，分 2 次。

按语： 患者为中年女性，患病 2 年半开始治疗，全身状态好，无慢性病，阴痒发病过程未经系统治疗，仅用些外用药，阴唇萎缩较快，分泌物（带下）量多色黄。经电热针治疗后，其症状改善迅速，说明电热针对湿热下注型的外阴白色病变效果亦很显著，可以推广应用。因患者阴唇萎缩，必须治疗 2 个疗程（180 次）方能巩固远期疗效。

四君子汤健脾益胃，知柏地黄汤清热利湿，薏苡仁健脾利湿，全蝎、僵蚕祛风止痒。

　　任脉出于会阴，取中极清利下焦湿热，取肝经行间，以清肝热，祛湿邪，取心经少府清心火，阴陵泉、三阴交健脾除湿。

第六章　电热针治疗其他肿瘤

第一节　心脏肿瘤的电热针治疗

一、诊治经验

心脏肿瘤（cardiac tumor）无论良性、恶性，临床均比较少见，其中原发性心脏肿瘤更为罕见。然而，心脏肿瘤的症状繁多，极易与其他心脏器质性疾病相混淆。国外资料报道，良性肿瘤占心脏肿瘤的3/4，其中良性肿瘤接近一半为黏液瘤，其他良性肿瘤为脂肪瘤、乳头状弹力纤维瘤和横纹肌瘤等；恶性肿瘤中最多的为未分化肉瘤，其次为血管肉瘤、横纹肌肉瘤、淋巴瘤等。心脏及心包转移瘤大多来源于肺部肿瘤。随着常规体检的增加和超声影像学的发展，心脏肿瘤的检出率逐年增加。由于心脏肿瘤类型复杂，其病因尚不明确。心脏肿瘤临床表现包括心脏血流阻塞症状、发热、贫血、消瘦、红细胞沉降率加快及恶病质等。也可表现为动脉栓塞、心电图异常（心房颤动、心动过速、右束支传导阻滞、心房或心室扩大）等。

夏玉清教授认为，心脏肿瘤多属气虚血瘀。本病病位在心，病性属本虚标实，辨证为气虚血瘀。夏玉清教授以电热针联合毫针外治法补气养血，活血化瘀，扶正补虚。电热针选足三里、三阴交、曲池组穴补气养血，活血化瘀。毫针选取扶正五穴及天枢、梁门、神封、神藏、俞府、内关、神门组穴以固护中焦，养心安神，活血止痛。扶正五穴可以固护元气，补脾益肾，调和气血。

二、临证验案

病例 （心脏肿瘤 气虚血瘀证）

崔某，女，39岁。

初诊：2021年1月5日。主诉：心房肿物、心包积液。

现病史：患者因心房肿物、心包积液被多家医院拒收，患者持续心前区胀痛，疲乏无力，倦怠易困，偶有头晕，食纳可，二便正常，体重无明显下降。舌暗红，苔薄白，脉弦细。

刻下症：患者持续心前区胀痛，疲乏无力，倦怠易困，偶有头晕，食纳可，二便正常，体重无明显下降。舌暗红，苔薄白，脉弦细。

个人婚育史：不详。

望闻切诊：患者少神，面唇色暗，腹平坦，营养中等，全身皮肤黏膜无黄疸、出血点及蜘蛛痣，舌暗红，苔薄白。语声正常。浅表淋巴结未触及肿大，脉弦细。

中医诊断：心积（气虚血瘀证）。

西医诊断：心脏右侧房室沟区占位性病变，伴心包积液。

针刺治法：滋阴补气，活血化瘀。

针刺处方：电热针取穴曲池、足三里、三阴交；毫针取穴关元、水道、提托（扶正五穴），天枢、梁门、神封、神藏、俞府、神门、郄门、内关。

操作：电热针直刺曲池、足三里、三阴交各 0.5 寸，得气后每个穴位分别给予 50 mA 电流，留针 30 分钟。毫针直刺扶正五穴各 0.7 寸，毫针沿经脉循行方向成 30° 角斜刺天枢、梁门、神封、神藏、俞府各 0.5 寸，毫针直刺神门、郄门各 0.3 ~ 0.5 寸，毫针直刺内关 1 寸，得气后不施补泻手法留针 30 分钟。

疗程：除节假日，每周 5 次针灸治疗，90 次为 1 个疗程。

随访： 电热针联合毫针治疗 180 余次，患者心前区不适症状完全消失，复查心房肿物大小较治疗前逐渐缩小。因无西医可干预治疗方案，用电热针及毫针治疗至今，该患者病情稳定，生活质量较高。

按语： 患者因心脏肿瘤，症见持续心前区胀痛，属气虚血瘀之象。本病病位在心，病性属本虚标实，辨证为气虚血瘀证。夏玉清教授以电热针联合毫针外治法补气养血、活血化瘀、扶正补虚。电热针选足三里、三阴交、曲池组穴补气养血，活血化瘀。毫针选取扶正五穴和天枢、梁门、神封、神藏、俞府、郄门、内关、神门组穴以固护中焦、养心安神、活血止痛。扶正五穴毫针治疗以固护元气，补脾益肾，调和气血，扶正为主。经治后患者心前区不适症状完全消失，复查心房肿物大小较治疗前逐渐缩小。随访患者病情稳定，生活质量较高。

第二节　基底细胞癌的电热针治疗

一、诊治经验

基底细胞癌（basal cell carcinoma，BCC）是一种常见的皮肤恶性肿瘤，通常发生在老年人身上，并且具有较低的恶性程度和较好的预后。

电热针治皮肤癌的根据是中医理论和历史文献对有关肿瘤的论述，是中医针灸治癌的一个组成部分，配合艾灸即可达到温阳健脾、益气补血、疏通经络、祛瘀散结的目的。更重要的是，电热针保持并发展了火针的特点，克服了现代医学加温手段之不足，它能把热效应直接引入瘤体中心，热辐射途径由组织深部到体表，从根本上改变了加温的途径，根据肿瘤的部位不同和大小之异，从不同方向进行多点针刺，使瘤体内散热均匀，瘤体中心组织炭化，瘤体温度可达 43~50 ℃（癌细胞不能生存的温度），且不损伤正常组织。

中医治疗皮肤癌，多用中药内服或外敷，一般不用针刺，如《圣济总录》下册记载"瘿有可针割，而瘤慎不破耳"，《东医宝鉴》卷八记载"翻出一肉，突如菌，或如蛇形，长数寸……若误用针刀蚀灸必危，慎之"。但是，夏玉清教授的电热针突破了这一禁区。实践证明，电热针治疗皮肤癌疗效较好，且在肿瘤消退之后，局部愈合良好，不留瘢痕，甚至可转为正常皮肤组织。根据这些特点，电热针适合治疗颈面及外阴等部位皮肤的恶性肿瘤。其结果既能使癌瘤完全缓解，又能保证器官功能、容貌和外形美观。

电热针治癌，同现代医学的加温治癌的机理基本一致。目前，关于加温治癌的机制解释如下。①肿瘤组织有效血流量明显低于正常组织，因此，其较正常组织散热慢而蓄热高；肿瘤组织血流灌注量少，可致营养乏于正常组织，这也是肿瘤致死的原因。②癌瘤组织的含氧量及酸碱度均较正常组织低，故对高温的敏感性高。③加热后癌瘤组织内线粒体髓鞘样变和空泡化，导致呼吸抑制而死亡，溶酶体活性增强。

二、临证验案

病例（基底细胞癌　正虚邪实证）

何某，女，77岁。

初诊： 2019年6月19日。主诉：发现左侧鼻翼肿物6年余。

现病史：患者6年前发现左侧鼻翼肿物，后经手术切除，1年后复发，逐渐增大。

刻下症：左侧鼻翼有一隆起肿块，色红，自觉发痒，纳眠可，二便调。舌淡，苔白，脉细。

个人婚育史：不详。

望闻切诊：患者精神可，面黄唇色暗，左侧鼻翼肿物，其截面大小约0.8 cm×1.2 cm，舌淡而胖，苔白而少。声嘶哑。浅表淋巴结未触及肿大，脉细。

辅助检查：2019年5月21日，北京大学第一医院超声检查示左侧鼻翼有一0.8 cm×1.2 cm皮色隆起肿物，可见毛细血管扩张；左侧鼻翼皮肤及皮下实性占位。病理诊断为基底细胞癌。

中医诊断：癌疮（正虚邪实证）。

西医诊断：基底细胞癌。

针刺治法：扶正祛邪。

针刺处方：电热针穴位取阿是穴（瘤体局部、鼻翼内外，初次不针）、足三里、三阴交，毫针穴位取阴陵泉、太溪。

操作：选定穴位，常规消毒皮肤，足三里、三阴交各刺入0.7寸，接通电热针仪，分别给60 mA电流，以患者感到酸胀温热舒适为度，留针40分钟。毫针直刺阴陵泉、太溪0.7寸以扶正祛邪、温通经络。在瘤体处采用电热针治疗时，按每平方厘米2针进行选穴治疗，每穴给予100~180 mA电流，如果患者感到疼痛可在局部注射利多卡因 1 ml。

疗程：隔日 1 次，10 次为 1 个治疗周期。

二诊：2019 年 6 月 21 日。患者第一次在瘤体局部用电热针治疗，治疗的电流量记录如下。鼻内平刺两支电热针，8：38 施针时 100 mA，8：43 调至 150 mA，8：45 调至 140 mA，8：50 调至 200 mA，8：54 调至 180 mA，9：15 关闭。鼻外平刺两支电热针，9：15 施针时 100 mA，9：20 调至 150 mA，9：30 调至 180 mA，9：33 调至 190 mA，9：36 调至 200 mA，9：43 关闭。8：55 足三里、三阴交给 60 mA 电流，留针 40 分钟。

三诊：2019 年 6 月 24 日。继续电热针治疗，记录如下。左鼻翼靠右直刺瘤体，8：30 施针时 100 mA，患者感觉疼痛，调至 80 mA，8：41 调至 90 mA，8：42 调至 100 mA，8：46 调至 110 mA，8：53 调至 120 mA，8：55 关闭。左鼻翼靠左直刺瘤体，9：00 施针时 100 mA，9：05 调至 110 mA，9：10 调至 120 mA，9：21 调至 130 mA，9：24 调至 140 mA，9：28 关闭。8：35 三阴交、足三里给 50 mA 电流，留针 40 分钟。

四诊：2019 年 6 月 26 日。继续电热针治疗，电流量记录如下。鼻内靠瘤体左边斜刺电热针，注射利多卡因约 1.5 ml，两分钟后施针，8：46 施针时 200 mA，8：51 调至 250 mA，9：01 关闭。鼻内靠右边斜刺电热针，再次注射利多卡因约 1 ml，9：03 调至 200 mA，9：13 调至 260 mA，9：24 调至 290 mA，9：44 关闭。鼻内靠左边斜刺电热针，注射利多卡因约 1 ml，重新选部位施针，9：49 施针时 250 mA，9：50 调至 200 mA，9：54 调至 230 mA，9：56 调至 260 mA，10：03 调至 280 mA，10：15 关闭。

五诊：2019 年 6 月 28 日。电热针取穴曲池、足三里、三阴交，电流值 60 mA。毫针取内关、合谷、神门、阴陵泉、太冲、太溪，留针 30 分钟。

六诊：2019 年 7 月 1 日。继续电热针治疗，本次治疗后瘤体脱落，脱落后用碘伏消毒后包好伤口，本次治疗后每周 3 次换药并且口服消炎药预防感染。治疗记录如下。鼻内靠右边斜刺电热针，注射利多卡因约 1.5 ml，2 分钟后施针，8：40 施针时 250 mA，8：42 调至 300 mA，8：46 调至 200 mA，8：49 调至 250 mA，8：51 调至 200 mA，8：55 调至 260 mA，9：01 调至 210 mA，9：11 关闭。鼻内靠左边斜刺电热针，注射利多卡因，9：11 调至 250 mA，9：12 调至 210 mA，9：14 调至 230 mA，9：18 调至 250 mA，9：20 调至 200 mA，9：21 关闭。

七诊：2019 年 7 月 3 日。从本次治疗起，电热针选取曲池、足三里、三阴交，直刺 0.7 寸，电流值 60mA。毫针选取内关、合谷、神门、阴陵泉、太冲、太溪，留针 30 分钟。

中药治法：扶正祛邪。

中药处方：

太子参 20 g	黄芪 20 g	当归 15 g
川芎 6 g	金银花 10 g	紫花地丁 10 g

鱼腥草 10 g	连翘 15 g	半枝莲 30 g
山慈菇 30 g	白花蛇舌草 30 g	三棱 10 g
莪术 10 g	延胡索 15 g	砂仁 10 g
甘草 10 g		

按语： 电热针主穴在鼻翼瘤体局部，可直接作用于瘤体；足三里、三阴交扶正，提高患者免疫力。阴陵泉为足太阴脾经之合穴，可健脾除湿，太溪穴补肾阴。电热针施术时必须避免穿透健康组织，要求距离健康组织 2 mm，针刺过程注意针尖的方向，忌穿过健康皮肤。根据瘤体大小选穴，要注意在瘤体中电热针之间不能接触，避免短路或烧伤。

2019 年 8 月 1 日，瘤体脱离后的 1 个月，每周 3 次电热针扶正治疗，每周 3 次换药，在局部涂抹生肌膏，之前创口基本愈合。之后开始治疗患者腰病，患者多年前车祸损伤腰部，后下半身瘫痪。2019 年 9 月 1 日，患者创面已封口，还有火柴头大小的孔，此后停止换药。后又治疗患者腰病若干次，患者感觉腰部症状比之前减轻。患者经过电热针治疗（针瘤体）后瘤体脱离。

第三节　胸腺癌的电热针治疗

一、诊治经验

胸腺癌是一种发生在胸腺的恶性肿瘤，中医治疗胸腺癌的原则与胸膜间皮瘤相似，但更加强调扶正和调整免疫功能。

夏玉清教授认为，胸腺癌的发生与人体正气不足、免疫功能下降有关。因此，中医治疗胸腺癌以扶正祛邪为原则，重在调整免疫功能。采用多种治疗手段综合治疗。胸腺在中医理论中与"气"有关，与肺脏功能密切相关。胸腺癌患者常见的症状包括胸闷、气短、咳嗽等，这些症状在中医中属于肺气受阻的表现。治法方面，以扶正固本为主，通过补益脾肺，增强正气，提高机体抗病能力；此外，因为肝气的疏泄功能与情绪调节有关，所以疏肝理气也是重要治法。可以选择肺俞、膈俞、足三里、肝俞、太冲等穴位，以调理肺肝功能，增强正气。通过电热针刺激这些穴位，可以缓解症状、调和气血，促进肿瘤的消散。建议患者食用温补性质的食物，如鸡肉、鱼肉、枸杞等，以增强体质；保持平和的心态，避免忧愁、愤怒等负面情绪。

胸腺癌的治疗同样需要与现代医学的手术、化疗、放疗等方法相结合，中医治疗可以作为辅助治疗，帮助患者缓解症状，提高生活质量。

二、临证验案

病例（胸腺癌 正虚邪实证）

肖某，女，56岁。

初诊： 2020年9月14日。主诉：胸腺癌术后肺转移1年余。

现病史：患者2018年12月17日行胸腺瘤手术，术后化疗5次复查时发现肺转移，2019年7月又化疗3次，之后于2020年6月29日行胸部微创手术，术后复查仍有肺转移。

刻下症：胸痛，阴雨天加重，偶尔咳嗽，痰少，饮食欠佳，缺少食欲，失眠，二便尚可。舌红，苔白，脉细。体温36.5℃，血压118/70 mmHg。

个人婚育史：不详。

望闻切诊：发育正常，神志清楚，精神欠佳，皮肤色泽正常，舌红，苔白。语声正常。皮肤弹性好，无水肿、出汗、皮疹，无肝掌及溃疡，淋巴结不肿大，脉细。

辅助检查：胸部CT平扫＋重建（2019年3月19日）示右肺实性改变，双肺结节，建议随访复查；胸部开胸术后，结合临床；甲状腺右叶低密度结节，结合超声检查，肝内钙化灶。胸部CT平扫＋重建（2019年6月20日）对比前片示胸腺瘤术后，结合临床；双肺实性改变，右侧为新出现，建议治疗后复查；双肺结节较以前变化不大，建议继续随访；余同前。胸部 CT 平扫＋重建（2020 年 6 月 17 日）对比 2019 年 9 月 18 日片示，胸腺瘤术后、双肺转移切除术后改变，双肺实性改变，部分略多；余同前。胸部 CT 加强＋重建（2020 年 9 月 27 日）对比 2020 年 6 月 17 日片示胸腺癌术后、双肺转移切除后改变，右肺微结节，随访检查双肺实性改变；余同前。

中医诊断：胸痛（正虚邪实证）。

西医诊断：胸腺癌术后，肺转移。

针刺治法：扶正祛邪。

针刺处方一：电热针穴位取曲池、足三里、三阴交，毫针穴位取膻中、中脘、建里、梁门、天枢、水道、关元、提托、外关、合谷、太冲、太溪。

操作：将电热针直刺入各腧穴 0.6 寸，得气后，接通电源，分别每天给予 60 mA 电流，以患者感到舒适而不痛为度，留针 30 分钟。毫针斜刺膻中穴 0.6 寸，直刺其余各腧穴 0.6 寸，得气后留针 30 分钟。

针刺处方二：电热针穴位取督脉六支针（分六等份），毫针穴位取三阴交、太溪、肺俞、膈俞、脾俞、胃俞、肝俞、肾俞。

操作：将电热针斜刺督脉穴，得气后接通电热针仪，分别给予每个穴 50 mA 左右电流，以患者感到胀而不痛为度，留针 30 分钟。毫针直刺三阴交、太溪各 0.6 寸，向脊柱方向斜刺其余各腧穴 0.6 寸，得气后留针 30 分钟。

疗程：每日1次，每周5次，10次为1个治疗周期，90次为1个疗程。

中药治法：扶正祛邪。

中药处方：

党参15 g	白术15 g	茯苓15 g
太子参30 g	黄芪30 g	白花蛇舌草30 g
山慈菇20 g	半枝莲30 g	金荞麦15 g
鱼腥草15 g	三棱6 g	紫花地丁15 g
金银花15 g	蒲公英20 g	土茯苓20 g
合欢花15 g	莪术6 g	酸枣仁30 g
夜交藤20 g	甘草6 g	陈皮6 g
法半夏6 g		

水煎服，每日1剂，分2次。

按语： 处方一中曲池、足三里、三阴交提高正气，膻中理气化痰，中脘、建里、梁门、天枢、外关健脾和胃，水道、关元、提托通利下焦，合谷、太冲、太溪行气活血、补肾益气。处方二中督脉穴补气温阳、扶正祛邪，背俞穴通调五脏，三阴交、太溪通利下焦。

患者来我院接受治疗9个月余，取得满意疗效。患者是胸腺癌术后，肺、肝转移，经过多次手术，但转移灶仍继续增大，放疗、化疗仍不能控制病情。经电热针治疗后，患者精神状态较前明显改善，胸痛减轻，饮食好转。

第四节　乳腺癌的电热针治疗

一、诊治经验

乳腺癌是女性常见的恶性肿瘤之一，多发生在 40～60 岁绝经期前后的妇女，其发病与女性激素分泌失调有关。中医认为，本病属于"乳岩""乳石痈"的范畴。多因忧思郁怒，邪毒蕴结，冲任失调所致。初期为实证、热证，晚期气血耗伤，多为虚实夹杂证。

1. 诊断要点

（1）早期为无痛的、单发的小肿块，质硬，表面不甚光滑，与周围组织分界不清，在乳房内不易被推动，多在患者无意中发现，随着肿块的增大，局部皮肤往往凹陷，乳头抬高或回缩内陷。

（2）晚期癌块固定，乳房不能推动，皮肤发生水肿，呈"橘皮样"，继而皮肤破溃，成溃疡（呈菜花样），有恶臭，易出血。

（3）多有淋巴结转移，常转移到同侧腋窝淋巴结，晚期锁骨上淋巴结和对侧腋窝淋巴结可肿大、变硬。

（4）X 线检查有时有助于乳房肿块的诊断，如乳腺癌诊断明确，应行肺部、骨骼和腹部（肝）X 线检查。骨骼尤其是脊柱应做详细的临床检查。

（5）病理检查报告是诊断本病的客观标准。①有分泌物自乳头渗出者，分泌物要做细胞学检查。②用针穿刺吸取组织细胞做涂片检查，约88%可确诊。③切除活组织检查，要与乳腺癌根治切除术紧密衔接，兼做快速的冰冻切片，同时预先做好乳腺癌根治切除术的一切准备，如果病理报告为癌肿，即施行乳腺癌根治切除术，冻结切片诊断的准确率可达95%以上。

2. 辨证论治

夏玉清教授认为，乳腺癌呈慢性病程，常见脾肾脏气亏虚。脾虚水湿失于运化，水湿内停、酿生痰浊，痰湿内蕴故见苔腻。肾为先天之本，脾为后天之本。脾虚失运，营养物质不能输送周身故而周身疲乏；日久由脾及肾，肾气亏虚则腰膝酸软，肾阳虚不能温煦肌表，则出现畏寒肢冷。结合舌质淡、脉沉细，辨证多为脾肾两虚。

因此，夏玉清教授以电热针治疗乳腺癌，多取曲池、足三里、三阴交、扶正五穴（关元、水道、提托）、四方穴（距乳中上、下、左、右各1.6寸处）。以电热针联合毫针，补脾益肾、调补气血、固护元气、扶正为主、兼以祛邪；方用四君子汤合肾气丸加减治疗，补益脾胃以调和气血、固护正气，以后天养先天，扶正以祛邪。

二、临证验案

1. 病例（乳腺癌　脾肾两虚证）

张某，女，39岁。

初诊： 2011年7月18日。主诉：右侧乳腺导管内原位癌术后5个月余。

现病史：患者因右侧乳腺导管内原位癌于2011年1月行右乳肿物切除活检术，同年2月行右乳单纯切除术。

刻下症：患者疲乏无力，腰膝酸软，下肢发凉，食纳可，睡眠安，二便正常，体重无明显下降。舌淡，苔腻，脉沉细。

个人婚育史：不详。

望闻切诊：发育正常，神志清楚，精神欠佳，皮肤色泽正常，舌淡，苔腻。语声正常。皮肤弹性好，无水肿、出汗、皮疹，无肝掌及溃疡，淋巴结不肿大，脉沉细。

中医诊断：乳岩（脾肾两虚证）。

西医诊断：右侧乳腺导管内原位癌术后，左侧乳腺增生，左乳腺多发实性结节，左乳囊性结节。

针刺治法：健脾益肾，活血清热。

针刺处方：电热针穴位取曲池、足三里、三阴交，毫针取扶正五穴（关元、水道、提托）、四方穴（距乳中上、下、左、右各1.6寸处）、天枢、丰隆、地机。

操作：电热针直刺曲池、足三里、三阴交各0.5寸，得气后每个穴位分别给予50 mA电流，留针30分钟。毫针直刺扶正五穴（关元、水道、提托）各0.7寸，沿乳中方向平刺四方穴（距乳中上、下、左、右各1.6寸处）各0.5寸，直刺天枢、丰隆、地机各0.7寸，得气后不施补泻手法，留针30分钟。

疗程：按此处方除外节假日，每周坚持3次针灸治疗。

中药治法：益气活血，健脾益肾。

中药处方：

生地黄25 g	山茱萸15 g	山药15 g
泽泻10 g	茯苓15 g	牡丹皮10 g
菊花10 g	灵芝15 g	枸杞子10 g
菟丝子10 g	淫羊藿10 g	山慈菇15 g
半枝莲15 g	白花蛇舌草30 g	法半夏10 g
陈皮15 g	桃仁10 g	连翘15 g

14剂，每日1剂，水煎服。

随访：接受上述治疗近4年，无其他干预措施，患者全身情况好转，体重增加，病情平稳，乳腺超声提示大致同2011年7月，无明显改变。

按语：该患者右侧乳腺导管内原位癌术后，左侧乳腺增生，左乳腺多发实性结节，左乳囊性结节。中医诊断为乳岩，疾病呈慢性病程，表现为脏气亏虚。肾为先天之本，脾为后天之本。脾虚失运，营养物质不能输送周身故而周身疲乏；日久由脾及肾，肾气亏虚则腰膝酸软；肾阳虚不能温煦肌表，则出现肢冷；脾虚水湿失于运化，水湿内停、酿生痰浊，痰湿内蕴故见苔腻。结合舌质淡、脉沉细，辨证为脾肾两虚。此乃本虚标实之证，因虚得病、因虚致实。夏玉清教授以电热针联合毫针，补脾益肾、调补气血、固护元气、扶正为主、兼以祛邪；方用四君子汤合肾气丸加减治疗，补益脾胃以调和气血、固护正气，以后天养先天，扶正以祛邪。服药后患者疲乏腰酸、下肢怕冷症状好转，随访至今未见异常。

2. 病例（乳腺癌　气阴两虚证）

王某，女，37岁。

初诊： 2013年8月12日。主诉：右侧乳腺癌术后。

现病史：患者2008年3月无意中触及右乳一肿物，直径约2cm，未予重视，未做检查及治疗。后发现肿物增大变硬，于2013年2月28日在首都医科大学附属北京朝阳医院行乳腺钼靶X线摄影检查示右乳内下象限簇状微小钙化，乳腺癌可能。2013年3月4日于中国医学科学院肿瘤医院行右乳细胞学穿刺发现癌细胞，2013年3月6日在中国医学科学院肿瘤医院全麻下行右乳癌改良根治术，右乳肿物切除＋术中冰冻，术后病理（右乳）浸润性导管癌Ⅱ级，肿瘤大小3cm×2.5cm×2cm。肿瘤未累及乳头、皮肤及胸肌筋膜。淋巴结未见转移。免疫组化ER（＋，90%中－强），PR（＋，70%中－强），HER2（2＋），CK5/6（－），EGFR（－），Ki67（＋，

20%）。术后恢复好，2013 年 3 月 30 日开始行术后辅助化疗，化疗方案为表柔比星 70 mg 每天 1 次、60 mg 每天 2 次 + 紫杉醇 300 mg 每天 3 次，21 天为 1 周期，共 5 周期，化疗后出现严重的消化道反应及骨髓抑制，遂于中国中医科学院望京医院电热针门诊就诊治疗。

刻下症：患者少气懒言，头晕，面色㿠白，神疲气短，食欲差，纳少，夜眠差，多梦易醒，舌淡胖，苔少，脉沉细。

个人婚育史：生于北京，长于北京。否认烟酒史，否认疫区旅居史。14 岁月经初潮，周期 30 天，经期 5 ~ 7 天，量中等，无痛经，未婚。

既往史：否认高血压、冠心病、糖尿病病史；否认外伤史、输血史。父母均健康。

望闻切诊：面色㿠白，精神萎靡，反应较灵敏，舌淡胖，苔少。无病体气味，语言流利，少气懒言。肤温正常，皮肤粗糙，脉沉细。

辅助检查：术后病理诊断（右乳）浸润性导管癌Ⅱ级伴导管内癌成分，肿瘤大小 3 cm × 2.5 cm × 2 cm。免疫组化 ER（+，90% 中 - 强），PR（+，70% 中强），HER2（2 +），CK5/6（ - ），EGFR（ - ），Ki67（+，20%）。血常规 WBC 6.56 × 10^9/L，RBC 4.32 × 10^{12}/L，Hb 131 g/L，PLT 192 × 10^9/L。生化检查示 ALT 21 U/L，AST 50 U/L，TBil 10.74 mol/L，DBil 4.0 mol/L，ALB 42.7 g/L，BUN 3.4 mmol/L，Cr 64.4 μmol/L，

K$^+$ 4.31 mmol/L，Na$^+$ 142.8 mmol/L，Cl$^-$ 103.0 mmol/L。肿瘤标记物 CA 126 ng/ml，CA 125 8.80 U/ml，CA 15 - 3 12.10 U/ml。

证候分析：患者为青年女性，乳腺癌术后致气血亏虚、脏腑阴阳气血失调，脏腑失和，故少气懒言，面色㿠白；气血亏虚，阳不入阴，故夜眠差，多梦易醒。综合舌脉，皆为气阴两虚之象。

中医诊断：乳岩（气阴两虚证）。

西医诊断：右乳浸润性导管癌Ⅱ级，T2N0M0。

针刺治法：益气养阴，扶正祛邪。

针刺处方：电热针穴位选取曲池、足三里、三阴交，毫针穴位选取内关、神门、太溪、中脘、太冲。

操作：选定穴位，常规消毒皮肤，电热针直刺曲池、足三里、三阴交各 0.7 寸，接通电热针仪，分别给 60 mA 电流，以患者感到胀而温热舒适为度，留针 40 分钟。毫针直刺内关、神门、太溪、中脘、太冲，刺入深度 0.5 ~ 0.6 寸。

疗程：每日 1 次，90 次为 1 个疗程。

中药治法：益气养阴，补肾健脾。

中药处方：

牡丹皮 15 g	山药 20 g	生地黄 15 g
山茱萸 12 g	女贞子 15 g	生黄芪 20 g
泽泻 12 g	北沙参 20 g	甘草 6 g
酸枣仁 30 g	合欢皮 15 g	茯苓 12 g

30 剂，水煎服，日 1 剂，早晚各 1 次。

按语： 曲池是手阳明大肠经的合穴，是大肠经气最充盛的部位，善宣行气血，可治疗脏腑气机失调，调整内脏功能，大肠属土，土为金之母，针刺曲池，还能达到培土生金的功效，辅中焦而益上焦。针刺曲池，对机体免疫功能的调节作用已得到广泛证实。足三里，为足阳明胃经的合穴可补脏腑之虚损，具有健脾理气、培土扶正、调理气机、平衡阴阳、通经活络的作用。三阴交是三阴经交会穴，具有健脾理气、补肝益肾、气血双补的功效，能通三阴，通调肝、脾、肾三经气血。现代研究表明，针刺足三里、三阴交可以有效地保护骨髓的造血功能，升高白细胞和淋巴细胞的数目。三穴配伍采用电热针疗法，可扶正祛邪，振奋阳气，疏通气机，起到标本兼治的作用，有效地提高患者免疫力，缓解放疗、化疗的不良反应。

患者 1 个疗程结束后仍坚持电热针治疗，停服中药。该患者经过 1 年的电热针治疗，已恢复健康，如今正常生活工作，每年来院复查并治疗 60 次以巩固疗效，复查指标均在正常范围内。

常用抗肿瘤的中药

川芎

川芎最早载于《神农本草经》。其性温，味辛；归肝、心经；功效为活血行气，祛风止痛；常用量为 6～15 g。

（1）用于血瘀气滞痛证。川芎辛散温通，既能活血化瘀，又能行气止痛，为"血中之气药"，具通达气血功效，故治气滞血瘀之胸胁、腹部诸痛。若治心脉瘀阻之胸痹心痛，常与丹参、桂枝、檀香等同用；若治肝郁气滞之胁痛，常配柴胡、白芍、香附，如《景岳全书》柴胡疏肝散；若肝血瘀阻，积聚痞块、胸胁刺痛，多与桃仁、红花等同用，如《医林改错》血府逐瘀汤；若治跌仆损伤，瘀肿疼痛，可配乳香、没药、三七等。

川芎善"下调经水，中开郁结"，为妇科要药，能活血调经，可用于治疗多种妇产科的疾病。如治血瘀经闭、痛经，常与赤芍、桃仁等同用，如《医林改错》血府逐瘀汤；若属寒凝血瘀者，可配桂心、当归等，如《妇人大全良方》温经汤；若治产后恶露不下，瘀阻腹痛，可配当归、桃仁、炮姜等，如《傅青主女科》生化汤；若治月经不调，经期超前或错后，可配益母草、当归等，如《医学心悟》益母胜金丹。

夏玉清教授认为，川芎可开郁调肝。肝主藏血，以气为用，血郁、气郁都可影响肝经气血的调畅而致胸闷、胁痛、偏头涨痛、月经失调等症，可用川芎辛散（肝以辛散为顺）解郁，常配合香附、柴胡、白芍、川楝子、当归、紫苏梗、枳壳等同用，川芎加入补血剂中，能行血滞，并能行血中湿气。例如四物汤（熟地黄、白芍、当归、川芎）即利用川芎的行血散湿气作用以防止熟地黄、白芍的黏腻滞碍，而促使补血药物能更好地发挥补血作用。

（2）用于头痛。川芎辛温升散，能"上行头目"，祛风止痛，为治头痛要药，无论风寒、风热、风湿、血虚、血瘀头痛均可随证配伍用之，故李东垣言"头痛须用川芎"。治风寒头痛，配羌活、细辛、白芷，如《太平惠民和剂局方》川芎茶调散；若治风热头痛，配菊花、石膏、僵蚕，如《卫生保健》川芎散；若治风湿头痛，可配羌活、独活、防风，如《内外伤辨惑论》羌活胜湿汤；治血虚头痛，配当归、白芍，取本品祛风止痛之功，如《金匮翼》加味四物汤；若治血瘀头痛，可配赤芍、麝香，如《医林改错》通窍活血汤。

名老中医于己百，因李时珍《本草纲目》谓"人头穹窿穷高，天之象也。此药上行，专治头脑诸疾，故有'芎'之名称，可载药上行，直达头脑"，故在治疗头脑诸疾时，均在辨证方剂中或对证组方中加入川芎以增强疗效。治疗头痛，合入对药菊花、蔓荆子以疏风活血、止痛；治疗眩晕，合入组药菊花、茺蔚子、磁石以祛风、平肝、定眩；治疗梅尼埃病合入经验方"柴苓二陈汤"以疏肝解郁、渗湿利尿、定眩止吐。

夏玉清教授亦善用川芎治疗头痛，她认为，头部受风寒而致血滞气阻产生头痛或偏头痛，川芎能上行头目，散风疏表，常与白芷、羌活、防风、细辛、薄荷（川芎茶调散）等同用；如兼风热者，可与菊花、蔓荆子、荆芥、薄荷、黄芩、金银花等同用。此外，本品能入肝、胆经，故又为治偏头痛的引经药。

（3）用于风湿痹痛。血中风寒湿凝阻，血滞而运行失畅可引致肢体关节疼痛，或麻木不仁、手足拘挛等症，川芎可入血行气，气行则血活，血行则风寒可散，并且能燥血中的湿邪，故风寒湿所致的痹证均可应用，如三痹汤（党参、黄芪、川芎、当归、白芍、生地黄、杜仲、牛膝、桂心、细辛、秦艽、独活、防风）；亦可与独活、秦艽、防风、桂枝等药同用，如《备急千金要方》独活寄生汤。

（4）用于五更泄。五更泄泻，多为肾阳虚衰，命火不足所致。若病程日久，而用温补脾肾之剂治之无效时，或是因寒湿食滞，蕴结胃肠，病久入络，瘀阻络伤所致者，治疗当从化瘀通络入手。《本草纲目》认为川芎"止泻利、行气开郁"，大剂应用不仅能治血理气，更能升阳化滞，故而用于五更泄可收捷效。

桃仁

桃仁最早载于《神农本草经》。其性平，味辛、甘，有小毒；归心、肝、大肠经；功效为活血祛瘀，润肠通便，止咳平喘；常用量为 6～10 g。

（1）用于瘀血阻滞病证。桃仁味苦，入心、肝、血分，善泄血滞，祛瘀力强，又称破血药，为治疗多种瘀血阻滞病证的常用药。治瘀血经闭、痛经，常与红花相须为用，并配当归、川芎、赤芍等，如《医宗金鉴》桃红四物汤；治产后瘀滞腹痛，常配伍炮姜、川芎等，如《傅青主女科》生化汤；治瘀血蓄积之癥瘕痞块，常配桂枝、牡丹皮、赤芍等，如《金匮要略》桂枝茯苓丸，或配三棱、莪术等；若瘀滞较重，须破血逐瘀，可配伍大黄、芒硝、桂枝等，如《伤寒论》桃核承气汤；治跌打损伤，瘀肿疼痛，常配当归、红花、大黄等。

夏玉清教授之经验：以桃仁与生栀子配伍治疗跌打损伤及经久不愈的新、旧软组织挫伤，以及红肿热痛等炎性包块疗效显著。治疗方法及用量：取生桃仁、生栀子各等份，砸碎为末，一般各 50～100 g，可随局部增量，然后再用适量鸡蛋清调成泥状，敷患处约 1 cm 厚，用无菌蜡纸及纱布包好，每日换药 1 次，一般换药 2～5 次即愈（局部皮肤呈黑色为正常现象，停敷后逐渐恢复正常肤色）。

（2）用于肺痈、肠痈。取桃仁活血祛瘀以消痈，配清热解毒药，常用于治肺痈、肠痈等证。治肺痈可配苇茎、冬瓜仁等，如《备急千金要方》苇茎汤；治肠痈配大黄、牡丹皮等，如《金匮要略》大黄牡丹皮汤。

（3）用于肠燥便秘。桃仁富含油脂，能润燥滑肠，故可用于肠燥便秘证，常配伍当归、火麻仁、瓜蒌仁等，如《脾胃论》润肠丸。习惯性便秘，虽临床上以津液不足、肠道失润居多，但由于患者体质因素（多属于阳热偏盛），病程冗长，糟粕内蓄，因而多有瘀热内生或气滞血瘀之变。因此，治法既要增液润肠，又要注意理气、清热、化瘀，配伍恰当，才有良效。夏玉清教授临床喜用桃仁配合杏仁治疗习惯性便秘。桃仁既能润肠通便，又善于活血化瘀。《医学启源》记载桃仁"治大便血结"，《世医得效方》用五仁丸（由桃仁、杏仁、松子仁、柏子仁、郁李仁、陈皮组成）及民间治便秘验方（由桃仁、杏仁组成）治津枯便秘。

夏玉清教授认为，桃仁具有通滞开结功效，宜于瘀热内结或气滞血瘀之便秘，且其性质平和，实为习惯性便秘之良药，杏仁辛开苦泄，宣肃肺气，且二药均甘润多脂，性质平和，可气血并调，上宣下泄，无论寒热虚实均可选用。如属肠热便结者，配合瓜蒌仁、蒲公英、决明子等；津亏肠燥，配合玄参、麦冬、火麻仁等；气血不足，配合何首乌、当归、白术等；肺失清肃，配合枇杷叶、紫菀、瓜蒌等；腹部胀满，配合荷叶、柴胡、枳壳等；冷秘，配合肉苁蓉、当归、锁阳等；实热内蕴，配合大黄、芒硝、虎杖等。偏实者，桃仁用量多些；偏虚者，桃仁用量少些。桃仁皮中含较多的苦杏仁苷，去皮应用既有利于有效成分煎出，又可减轻其引起的不良反应。

（4）用于咳嗽气喘。桃仁味苦，能降肺气，有止咳平喘之功，治咳嗽气喘，既可单用煮粥食用，又常与杏仁同用，如《圣济总录》双仁丸。夏玉清教授认为，咳喘病机总为肺之宣发肃降功能失司，气机升降出入失常所致，根据气血相互关系，若咳喘病治疗不及时，病情迁延，必然因气滞而血瘀，血瘀又势必影响肺气之宣肃而使咳喘加重。而桃仁入肺经，功能活血化瘀，能改善肺部血液循环，因此能提高临床疗效，正所谓"气通血和，何患不除"。需要强调的是，桃仁因具有活血化瘀之功，故孕妇、经期妇女、各种脏器出血者，以及各种虚损患者应禁用或慎用，并且剂量应掌握在 10 g 以内。

丹参

丹参最早载于《神农本草经》。其性微寒，味辛；归肝、心经；功效为活血调经，祛瘀止痛，凉血消痈，除烦安神；常用量为 10 ~ 15 g。

（1）用于月经不调、闭经痛经，产后瘀滞腹痛。丹参功善活血祛瘀，性微寒而缓，能祛瘀生新而不伤正，善调经水，为妇科调经常用药。《本草纲目》谓其"能破宿血，补新血"。《妇科明理论》有"一味丹参散，功同四物汤"之说。临床常用于月经不调、经闭痛经及产后瘀滞腹痛。因其性偏寒凉，对血热瘀滞之证尤为相宜，可单用研末酒调服，如《妇人大全良方》丹参散；亦常配川芎、当归、益母草等用，如《卫生鸿宝》宁坤至宝丹；若配吴茱萸、肉桂等用，可治寒凝血滞者。

（2）用于血瘀心痛、脘腹疼痛、癥瘕积聚、跌打损伤及风湿痹证。夏玉清教授认为丹参能通行血脉、祛瘀止痛，可广泛应用于各种瘀血病证。如治血脉瘀阻之胸痹心痛，脘腹疼痛，可配伍砂仁、檀香使用；治癥瘕积聚（包括肝脾大、腹部囊肿、包块等），可配伍三棱、莪术、鳖甲等药使用。前人有单用丹参久服治疗腹中癥块者，如《沈氏尊生书》丹参散；治跌打损伤，肢体瘀血作痛，常与当归、乳香、没药等同用，如《医学衷中参西录》活络效灵丹；治风湿痹证，可配伍防风、秦艽等祛风除湿药使用。

（3）用于疮痈肿毒。丹参性寒，既能凉血活血，又能清热消痈，可用于治疗热毒瘀阻引起的疮痈肿毒，常配伍清热解毒药使用。如治乳痈初起，可与金银花、连翘等同用，如《医学衷中参西录》消乳汤。

（4）用于热病烦躁神昏及心悸失眠。丹参入心经，既可清热凉血，又可除烦安神，既能活血又能养血以安神定志。用于热病邪入心营之烦躁不寐，甚或神昏，可配伍生地黄、玄参、黄连、竹叶等；用于血不养心之失眠、心悸，常与生地黄、酸枣仁、柏子仁等同用，如《摄生秘剖》天王补心丹。

养心安神除虚热，止惊定悸保安康。丹参味苦性寒，入血归心，能清心火，除血热，安神志，定悸烦，故临证用之得当无不奏效，病瘥迅捷。例如对于血虚、心悸失眠者，常用丹参配柏子仁、当归、生地黄、五味子、炒酸枣仁等。对心悸怔忡，属心气不足、气虚血瘀者，也可以以补阳还五汤加丹参、炙甘草、麦冬之类治之。对胸阳不振者，可以用瓜蒌薤白汤类方或宽胸通痹汤（丹参、瓜蒌、薤白、檀香、降香、桂枝、鹿衔草、山楂、川芎、麦冬、三七、赤芍加减）。对于气阴两虚者，可用生脉散、益脉通痹汤（丹参、太子参、麦冬、五味子、全瓜蒌、炙甘草、炒酸枣仁、降香、山楂、鹿衔草加减）。在治胸痹胸痛、失眠惊悸、心律失常等病证方面，夏玉清教授仿炙甘草汤之意创建丹参宁心汤（丹参、生地黄、玄参、炒酸枣仁、麦冬、炙甘草、桂枝、淫羊藿加减），临床运用皆可获良效。

夏玉清教授认为丹参化瘀活血可疗诸疾，上下虚实之证皆可用。

第一，治疗上部疾病。对突发性耳聋，因肝肾不足，血行不畅，耳窍失聪，经中西药物久治难瘥者，常用知柏地黄汤加丹参30 g，磁石30 g（先煎半小时），蝉蜕、川牛膝各10 g，临证屡验。治肝热上犯耳热怪症，则以丹参、磁石加菊花、夏枯草、生地黄、龙胆草、川牛膝等为伍（依证加味），以清肝火，化瘀滞，通窍络，临证用之效果显著。若治疗高血压，多在辨证论治的基础上选配丹参、代赭石，效果显赫，因为丹参有扩张外周血管、降低血压功能。对肺气不宣、血行不畅的咳嗽，常用丹参配杏仁、桔梗、川贝母等活血宣肺，降气止咳。

第二，治疗下部疾病。丹参通血脉，活血通痹，苦降下行，故对下部经脉久病瘀阻用之尤验。如治下肢关节风湿痹痛，常以丹参配川续断、独活、川牛膝、桑寄生之属；若风湿热痹，关节红肿热痛者，则以丹参配忍冬藤、苍术、川牛膝、黄柏、赤芍、松节等；若治脉管炎，常以丹参配当归、鸡血藤、玄参、生甘草、金银花、桂枝等；若治月经不调、经闭或产后血瘀腹痛者，则以丹参配当归、香附、益母草之类，或丹参一味研末白酒送服，皆有效。若治疗肝肾（瘀滞）郁热之阳痿、早泄则以丹参配生地黄、熟地黄、知母、川牛膝、黄柏、莲须、阳起石、山茱萸、郁金、羌活、白芍等，疗效明显。

第三，治疗虚证。久病正虚，血行无力，久虚多瘀，丹参祛瘀生新，行而不破，前人有"一味丹参，功同四物"之说，《本草纲目》谓之"养血"。夏玉清教授治疗虚证眩晕，以杞菊地黄汤之意创建益肾定眩汤，即以杞菊地黄汤加丹参、代赭石、川芎、天麻，对头晕、腰脊酸软、舌暗淡、脉沉细而涩等肾虚夹瘀者甚效。对血虚、心悸失眠者，常以丹参配炒酸枣仁、当归、生地黄、五味子等治之，疗效甚佳。治气血大虚，肾气亏耗，瘀血不行之虚劳证，又惯以丹参配炙黄芪、当归、何首乌、巴戟天之属，甚效。

第四，治疗实证。无论六淫还是七情，伤及机体日久，终可以导致气血不畅，从而发生气滞血瘀之证。丹参活血行瘀，化滞消积，夏玉清教授临床治疗肝胃气痛者，常以丹参配砂仁、郁金而取效，此乃气机郁滞，血行不畅，故理气活血，相得益彰。又以丹参配茜草根、鸡血藤、紫草、红枣为伍，治疗过敏性紫癜屡屡生效，此即丹参能"破宿血，生新血"，使离经之血归经是也。

山慈菇

山慈菇出自《本草拾遗》。其味甘、微辛，有小毒；归肝、脾经；功效为清热解毒，消痈散结；常用量为 3~9 g。

（1）用于疮痈肿痛、瘰疬痰核。《本草拾遗》谓其"主疗痈肿疮瘘，瘰疬结核等，醋磨敷之"；《本草纲目》言其"主疗肿，攻毒，破皮，解诸毒，蛊毒，蛇虫狂犬伤"。山慈菇可与金银花、连翘、蒲公英、紫花地丁、苍耳子、五倍子、朱砂等同用。临床上也常用其复方制剂"紫金锭"，每次取1.5 g，研碎，温开水送服，每日 2 次，可治疗痈肿恶疮、瘰疬结核、蝎螫虫咬等症。

（2）用于痛风急性期。《本草新编》："山慈菇，玉枢丹中为君，可治怪病。大约怪病多起于痰，山慈菇正消痰之药，治痰而怪病自除也。或疑山慈菇非消痰之药，乃散毒之药也。不知毒之未成者为痰，而痰之已结者为毒，是痰与毒，正未可二视也。"山慈菇是玉枢丹的君药，乃化顽痰之要药，故多用治有形无形之痰。山慈菇善于祛瘀化痰，缓解疼痛，而土茯苓长于化湿解毒，通络止痛，夏玉清教授常用两药相伍祛湿热、化顽痰、疗痛风，用于痛风急性期的治疗。

（3）用于各类癌症。山慈菇可用于治疗乳腺癌、肝癌、甲状腺癌、肠癌、肺癌、食管癌、胃癌、胰腺癌、口腔癌。

夏玉清教授认为，治疗恶性肿瘤需从痰论治，注重抗癌解毒；扶正补虚，着眼益气养阴。恶性肿瘤的病理过程虽然异常复杂，但总由癌毒留著某处为先，阻碍经络气机运行，津液不能正常输布则留结为痰，癌毒与痰搏结成"痰毒"，则形成肿块，或软，或硬，或坚硬如岩，附着某处，推之不移。恶性肿瘤初期正虚不显，应以化痰抗癌解毒为主。夏玉清教授认为，此期"祛邪即是扶正"，提出抗癌三味［山慈菇（20 g）、半枝莲（20~30 g）、白花蛇舌草（30 g）］可治疗各类癌肿。补虚扶正是夏玉清教授治疗恶性肿瘤的又一重要原则，正气亏虚，人体易患恶性肿瘤，癌瘤一旦形成以后，吸取人体精微以自养，致使机体气血阴阳亏耗，更无力制约瘤体的生长，形成恶性循环。因此，扶正是提高机体抗癌能力的重要手段，以冀"养正积自除"，通过扶正可以补益气血，调理脏腑阴阳，达到减轻痛苦、延长生存时间、带瘤生存的目的。虚证以气虚、阴虚为主。气虚时使用太子参、党参、黄芪等补气药，阴虚时用麦冬、南沙参、北沙参等养阴药。

夏玉清教授认为，山慈菇可抑制肿瘤血管生成，对癌细胞直接抑制的同时可以起到抗侵袭转移的作用。若治疗肝热血瘀之肝癌，常以山慈菇配伍龙胆草、半枝莲、蒲公英、茵陈、大黄、莪术、柴胡、白芍、三七、川楝子等。若治疗受纳阻滞、脘痛呕逆之食管癌，常以山慈菇配伍浙贝母、法半夏、胆南星、蒲公英、威灵仙、乌梅、旋覆花、代赭石等。若治疗隔食不下、脘痛呕吐之胃癌，常以山慈菇配伍半夏、郁金、莪术、三七、水蛭、蒲黄、五灵脂、鸡内金、枳实、蒲公英、肿节风等。若治疗腹痛、下痢赤白之肠癌，山慈菇常配伍苦参、槐花、金银花、地榆、败酱草、白花蛇舌草、白芍、黄芩、五倍子、罂粟壳、仙鹤草等。若治疗头痛涕血或颈部肿块疼痛之鼻咽癌，山慈菇可配伍蜂房、苍耳子、辛夷、夏枯草、鱼腥草、海藻、昆布等。若治疗痰热内壅、气促胸痛之肺癌，山慈菇可配伍鱼腥草、桑白皮、地骨皮、全瓜蒌、葶苈、桃仁、葶苈子、浙贝母、桔梗、沙参、麦冬。若治疗肿块未溃、硬实疼痛之乳腺癌，可用山慈菇配伍蜂房、王不留行、当归、川芎、柴胡、白芍、郁金、法半夏、夏枯草、天冬。若治疗带下赤白、崩中臭秽之宫颈癌，山慈菇可配伍苦参、莪术、蜂房、王不留行、天花粉、胆南星、地榆炭、山栀子、牡丹皮、柴胡、血竭、五倍子、杜仲。若治疗消瘦发热、肝脾肿大之恶性淋巴瘤，山慈菇可配伍鳖甲、土鳖虫、蜈蚣、僵蚕、胆南星、半夏、莪术、海藻、昆布、连翘、猫爪草、夏枯草、蒲公英、白花蛇舌草。若治疗各类白血病，山慈菇可配伍青黛、生地黄、牡丹皮、茜草根、仙鹤草、旱莲草、天花粉、麦冬、蒲公英、白花蛇舌草、西洋参等。

抗癌较多选用清热解毒类的中药。临床具体施治时，需不偏离辨证论治的宗旨，如见兼症急剧，宜按照"急则治其标"的原则对症治疗，若体质虚衰，气息奄奄，不任寒凉攻伐，则宗"缓则治其本"扶正祛邪兼顾，总之，运用清热解毒法攻伐肿瘤时，必须时时顾及正气，协调整体与局部的关系，以期达到"治病留人""带瘤生存"的目的。

（4）用于慢性胃炎。夏玉清教授认为慢性胃炎多为虚实夹杂之证。胃为多气多血之脏，气血水谷之海，脾又主统血，后天之本虚弱，导致中气不足，无以运血，血行不畅，痹阻血络，久患成瘀。再者，脾胃病炎症日久不愈者，可波及血分，故治宜活血化瘀。脾升胃降，脾胃有病，升降失常，导致湿聚生痰，痰浊阻滞，易生包块。湿聚生痰，痰阻气滞，络痹又成瘀，痰瘀交阻，郁而化热致本病发生。山慈菇清热解毒、化痰散结，配伍莪术行气活血、消积止痛，既化痰又消瘀，共同作用可以加强对慢性胃炎的治疗作用。现代药理学研究表明莪术恰好具备抗血小板聚集之功能，可以使胃底部的血液循环加速，扩张相应的毛细血管，使胃黏膜的微循环得以改善，促进胃黏膜愈合。而山慈菇具有强抗血管生成作用，可以抑制或者延缓慢性胃炎向胃癌发展。